生活の場で行う

アドバンス・ケア・プランニング

介護現場の事例で学ぶ意思決定支援

大城　京子 ・ 清水　直美 ・ 瀬口雄一郎
長江　弘子 ・ 西川　満則 ・ 横江由理子 編

南 山 堂

執筆者

青木宥裕子	もみのき居宅介護支援事業所
油野　初音	広島市古田地域包括支援センター
飯高真喜子	千葉市あんしんケアセンターみつわ台
石井ゆりか	やまねこ在宅支援センター
岩﨑　孝子	東京女子医科大学看護学部老年看護学・エンドオブライフケア学
大城　京子	快護相談所 和び咲び
勝木　大輔	レモン介護サービス（通所）
川添　紀子	東京女子医科大学病院看護部
河原　佳子	ケアパートナーさくら
高　　紋子	東京女子医科大学看護学部老年看護学・エンドオブライフケア学
清水　直美	千葉市あんしんケアセンター磯辺
鈴木　典子	居宅介護支援センターハートフル・サポート
瀬口雄一郎	ノッポさんのデイサービス／株式会社 クレセント
田中　順一	千葉市あんしんケアセンターさつきが丘
長江　弘子	東京女子医科大学看護学部老年看護学・エンドオブライフケア学
中村　　円	札幌医科大学保健医療学部看護学科基礎看護学
那須　真弓	茨城県立医療大学保健医療学部看護学科成人看護学
西川　満則	国立長寿医療研究センター緩和ケア診療部
櫨　　康利	レモン介護サービス（通所）
原沢のぞみ	東京女子医科大学看護学部老年看護学・エンドオブライフケア学
東本　裕美	セコム千葉訪問看護ステーション居宅介護支援事業所
藤野　裕行	快護相談所 和び咲び
宮本　敬子	ケアプラン Hana
惠　　　彩	幸町中央診療所居宅介護支援事業所
柳井　道子	ケアパートナーあゆみ
山口千恵子	スカイハート
横内　香織	デイサービス　おいでん！4丁目
横江由理子	いきいき在宅クリニック

漫　画

竹内　文香	

（五十音順，敬称略）

■ 序 ■

この本を見つけて，手にとってくださった皆さん，本当にありがとうございます．

皆さんは，アドバンス・ケア・プランニング（ACP，人生会議）を始めてはみたけど，どうやって進めてよいかわからないとか，ACPでは本人の意思が大事だと言うけれど，家族の気持ちや医療介護職の提案とずれが生じて，なかなか本人の意思を尊重できないなどと悩んでいませんか．また，皆さんは，ACPは将来の医療ケアを選ぶものなのに，なぜこの本のタイトルには「生活の場で行う」とか「介護現場の事例で学ぶ」と書かれているのだろうと，不思議に思いませんでしたか．

そうです．この本は，そんな方に向けて書いた本なのです．この本は2016年12月に刊行されロングセラーを続ける，意思決定支援の3本の柱を使って事例展開する本「本人の意思を尊重する意思決定支援—事例で学ぶアドバンス・ケア・プランニング」の姉妹本です．先の本では医療現場での事例を取り上げましたが，その後，私たちは医療現場に患者さんがやってくる前の生活の場から，こういう話をしていかなければならないと考えるようになりました．そこで介護の専門家を中心にして作ったのが，この本です．

まず最初に，介護職の方がACPを行うことの意義などを，漫画でわかりやすく解説してみました．作者はなんと少女漫画誌「マーガレット」などでもおなじみ，代表作に「凛！」「友達ごっこ」（集英社）「おかあさん，お空のセカイのはなしをしてあげる！　胎内記憶ガールの日常」（飛鳥新社）などを持つ竹内文香さんです．日本救急蘇生普及協会制作の「漫画で役立つ！　子供と大人でつなぐ命のリレー」の作画も担当した竹内さんが，この本の漫画を描いてくださいました．

続いては本書のメインとなる事例集です．今回は介護職の方々に介護現場の事例を振り返っていただきました．本書でも先の本と同じような意思決定支援用紙を採用していますが，本書に載っている例を見ていけば，そこに記された人生の物語の中に，本人の思いのかけら（ピース）がちりばめられていることに気づかれると思います．ACPを始めて，人々の思いのずれに直面した時，何と何がずれているのかに気づき，ずれに対処していく鍵になるのがそんなピースなのですが，ピースは医療現場以上に生活介護の現場にちりばめられていると，今回お寄せいただいた事例を読んで私たちは感じています．本章で紹介されている事例からACPのプロセスを追体験することで，そんなピースを見出す力が，皆さんにもきっと養われていくと思います．

最後にACPに関連する用語の解説集を入れました．わからない言葉があったら，こちらでその意味を確認してみてください．また，ACPでは本人の意思決定能力，代理意思決定者の適格性，倫理的ジレンマなどよくある問題がいくつかあります．事例とあわせてこの用語解説でそういった問題の基本を理解しておくと，自らの実践の際の指針になると思います．

この本の編者を紹介します．介護支援専門員の大城は，ピースにフォーカスした地域ACPieceの伝道者です．清水は，地域ACPを牽引してきた介護支援専門員の第一人者です．瀬口は，介護雑誌クレセント編集長として地域介護に光をあてる時代の先駆けです．長江は，日本の地域看

護教育を率いてきた，地域 EOL ケアの母です．西川は，日本老年医学会「ACP 推進に関する提言」作成委員の一人です．横江は，国立長寿医療研究センター EOL ケアチームリーダーから訪問看護師に身を投じた地域 EOL ケアのリーダーです．この 6 人のメンバーがこの本を編集しました．そして，多くの著者は，介護現場で，ピースをキャッチしながらずれに対応し ACP を進める地上の星なのです．

　皆さん，もしよろしければ，この本を読んでください．ピース，ずれへの対応をわかりやすく学びましょう．きっと，あなたの ACP 実践が変わります．そして，日本の地域 ACP が変わります．

　2020 年　夏

大城　京子　清水　直美　瀬口雄一郎
長江　弘子　西川　満則　横江由理子

目　次

年齢：93	場：在宅	時間：月単位	本人の現在意思：あり	代理意思決定者：明確／必要
対立（人）：本人，支援者，支援者間，家族／支援者		対立（事項）：生活場所		倫理的課題：自律，善行，無危害

年齢：90	場：入所施設	時間：月単位	本人の現在意思：あり	代理意思決定者：不明確／不要
対立（人）：本人／家族，本人／支援者，支援者間，家族／支援者		対立（事項）：救急搬送，医療処置・（延命）治療		倫理的課題：自律，無危害，善行，公平

年齢：90	場：在宅	時間：月単位	本人の現在意思：あり	代理意思決定者：不明確／必要
対立（人）：本人／家族，本人／支援者		対立（事項）：生活場所，介護負担		倫理的課題：自律，善行

年齢：90	場：在宅	時間：週単位	本人の現在意思：あり	代理意思決定者：明確／必要
対立（人）：本人／家族，家族／支援者		対立（事項）：救急搬送，医療処置・（延命）治療，看取り，介護負担		倫理的課題：善行，無危害，自律

年齢：88	場：在宅	時間：月単位	本人の現在意思：あり	代理意思決定者：明確／不要
対立（人）：本人／支援者，支援者間，家族／支援者		対立（事項）：生活場所，救急搬送		倫理的課題：自律，無危害，善行，公平

事例分析について

年齢：	場：	時間：	本人の現在意思：	代理意思決定者：
対立（人）：		対立（事項）：		倫理的課題：

各事例の冒頭に示した分析については，編者が予めリストアップした下記の項目から，それぞれ個別に判断したものを統合して作成した．

場：在宅，施設（入所），施設（通所），病院

時間：年（アドバンス），月，週，日，時間　（アドバンスは，月〜時間単位のように意思決定をしなければならない時期が差し迫っておらず，前もって対話ができた事例であることを意味している）

本人の現在意思：あり，なし，不明

代理意思決定者：明確／必要，明確／不要，不明確／必要，不明確／不要

対立（人）：本人／家族，本人／支援者，支援者間，家族間，家族／支援者，本人の過去／現在，不明・なし

対立（事項）：介護負担，生活場所，救急搬送，看取り，医療処置・（延命）治療，その他

倫理的課題：自律，無危害，善行，公平

● 事例インデックス（以下の数字は事例番号です）

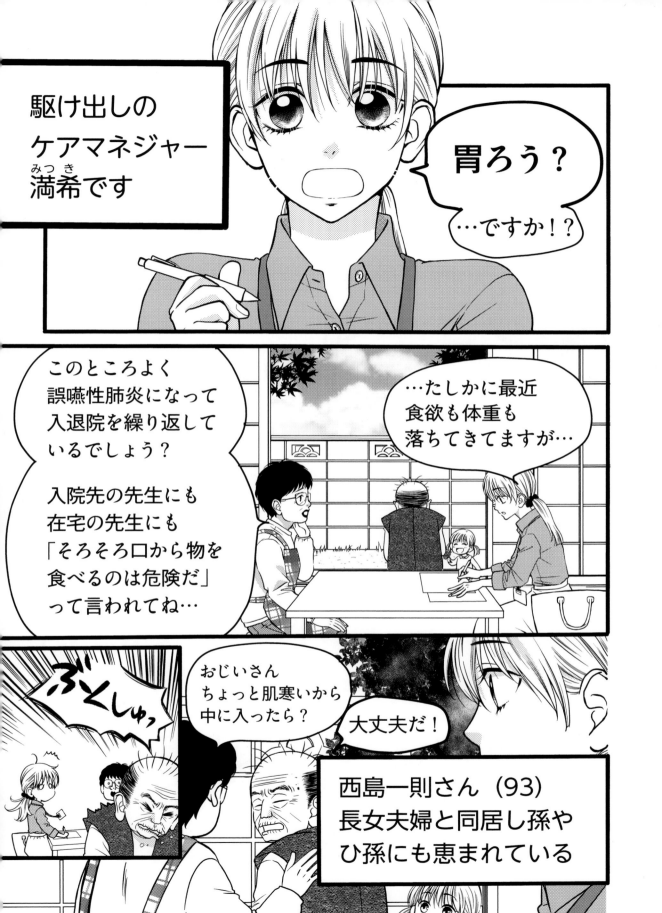

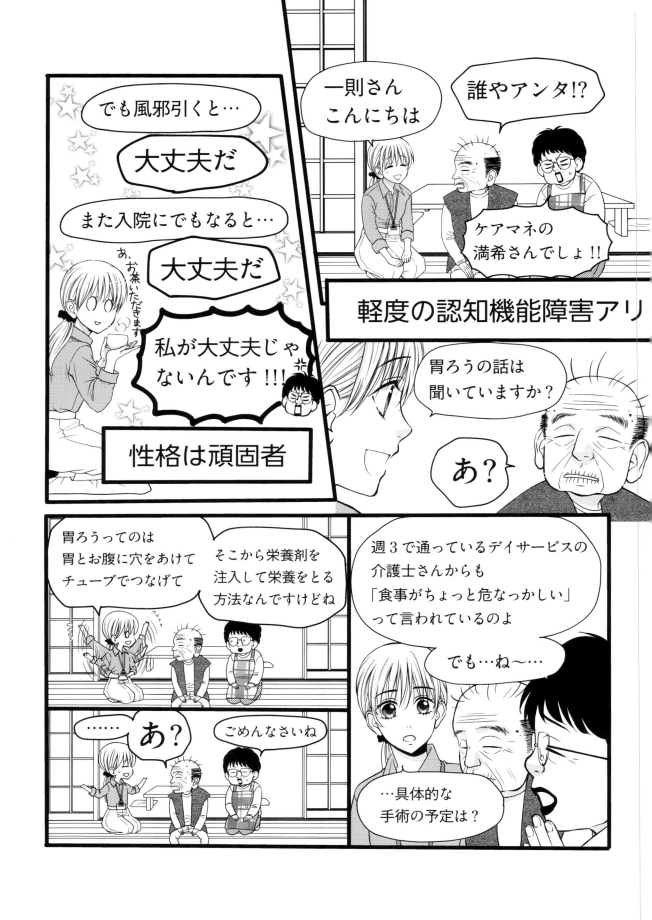

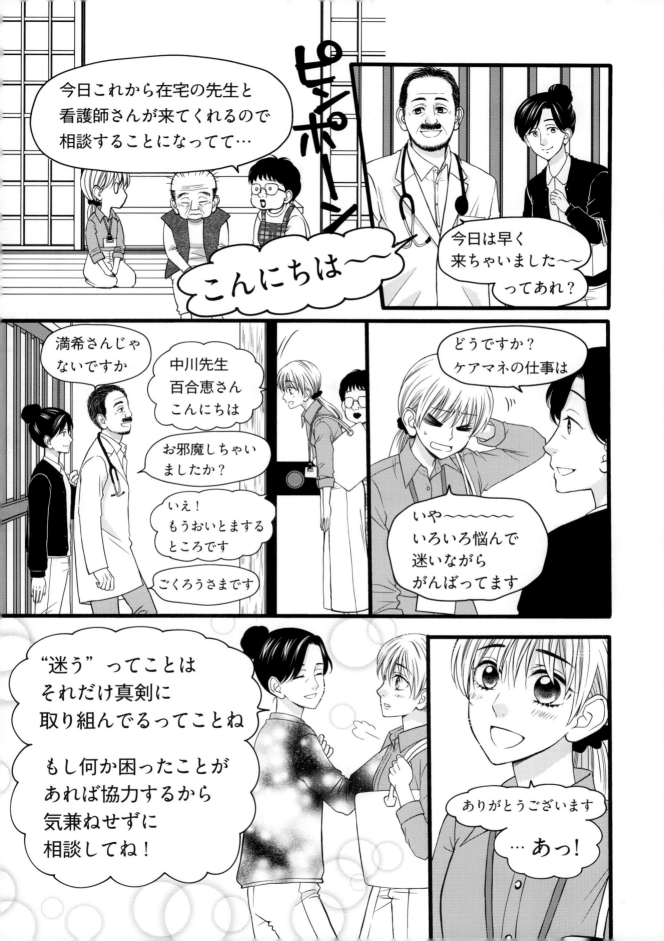

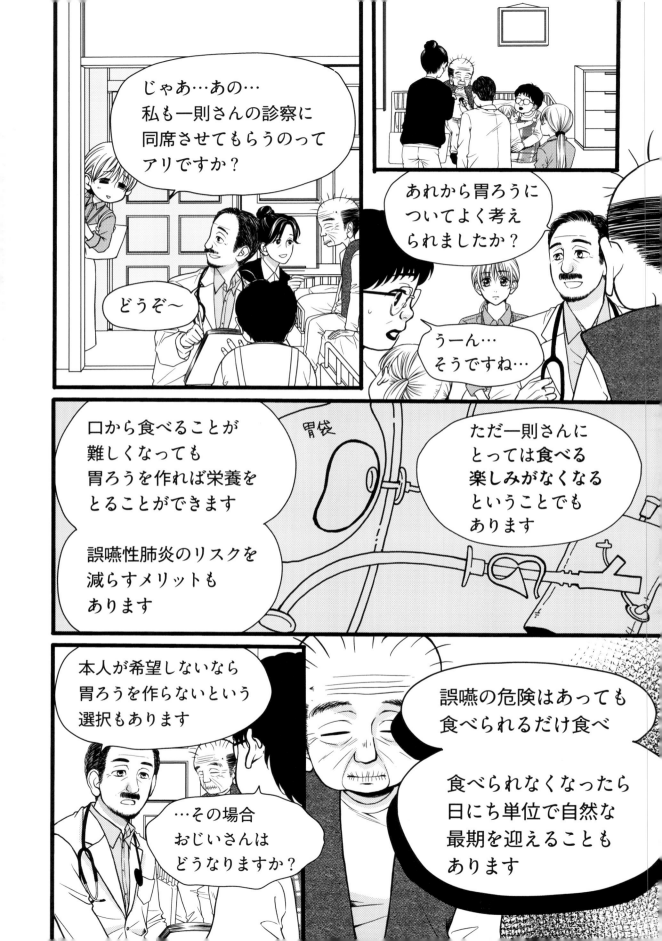

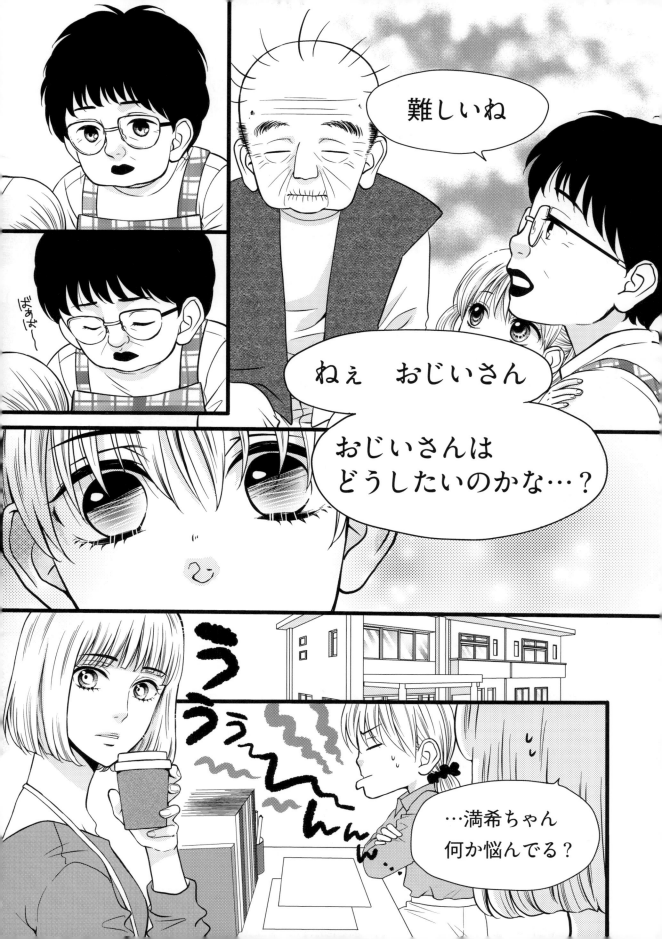

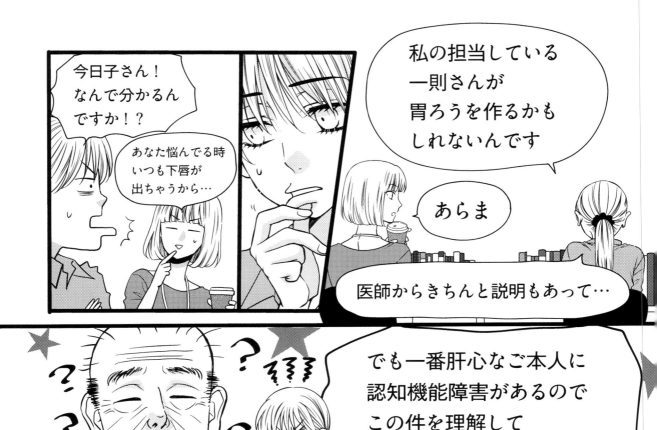

今日子さん！
なんで分かるん
ですか！？

あなた悩んでる時
いつも下唇が
出ちゃうから…

私の担当している
一則さんが
胃ろうを作るかも
しれないんです

あらま

医師からきちんと説明もあって…

でも一番肝心なご本人に
認知機能障害があるので
この件を理解して
受け入れているのかが
分からないんです！

そうありよりの
ありー！

ナシじゃ!!!

心の奥底では胃ろうをして
ほしいと思っているのか
やめてくれと思っているのか
本当の気持ちが知りたい！

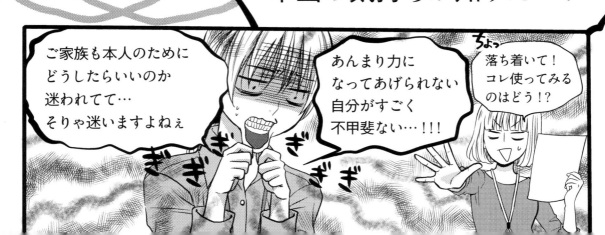

ご家族も本人のために
どうしたらいいのか
迷われてて…
そりゃ迷いますよねぇ

あんまり力に
なってあげられない
自分がすごく
不甲斐ない…！！！

ちょっ

落ち着いて！
コレ使ってみる
のはどう！？

ぎ ぎ ぎ ぎ

意思決定支援用紙！

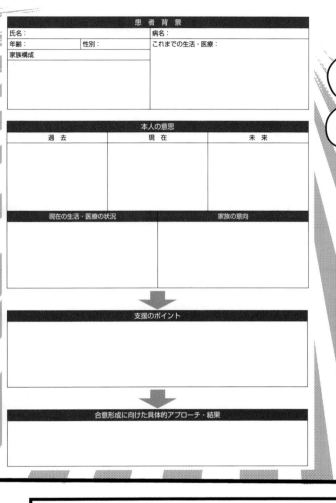

患者背景	
氏名：	病名：
年齢：　　　　性別：	これまでの生活・医療：
家族構成	

本人の意思

過　去	現　在	未　来

現在の生活・医療の状況	家族の意向

↓

支援のポイント

↓

合意形成に向けた具体的アプローチ・結果

本人のこれまでの生活や

受けてきた医療

本人の意思

現在の状況

家族の意向

などをまとめて把握できるの！

おおお!!!
なんだかよさそうなアイテム!!!

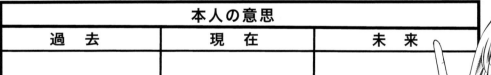

本人の意思		
過　去	現　在	未　来

1番のポイントは過去・現在・未来の3つの時間軸で本人の意思をとらえること！これは「本人の意思の3本柱」と呼ばれているわ

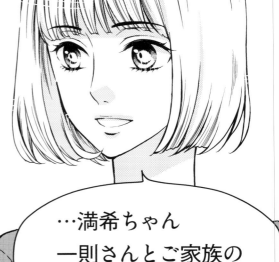

これを書くと本人が
何を大切に生きてきて

将来の医療やケアについて
何を望んでいるのかが
分かるんじゃないかな？

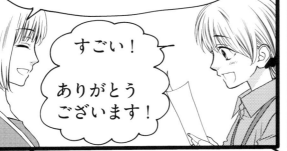

すごい！

ありがとう
ございます！

…満希ちゃん
一則さんとご家族の
ためにがんばってね

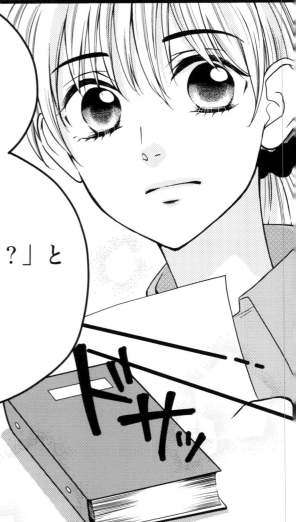

認知症の利用者さんは
増える一方で
きっと悩んでいる人は
たくさんいると思うけど

どんな状況になろうと
「本人はどう思っているのかな？」と
考えることは本人の尊厳を
守るのに欠かせない大切な
ケアだと思うよ

──それから私は

ドサッ

一則さんの通うデイサービスの介護士さんたちに
気になることを聞きにいったり

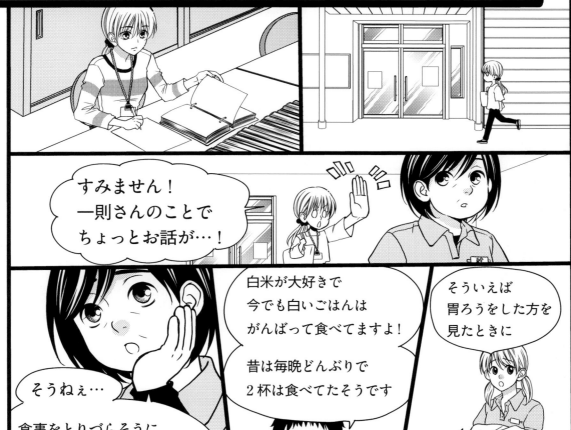

すみません！
一則さんのことで
ちょっとお話が…！

白米が大好きで
今でも白いごはんは
がんばって食べてますよ！

昔は毎晩どんぶりで
2杯は食べてたそうです

そういえば
胃ろうをした方を
見たときに

そうねぇ…
食事をとりづらそうに
していることが増えて
「人間食べられなくなったら
終わりだな」ってちょくちょく
言ってますね

「なんだかアレは
つらそうだな…」って
言っていたことが
ありましたね

ありがとう
ございました！

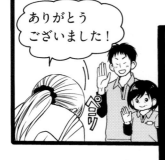

デイサービスや訪問看護の記録を
振り返り，意思決定支援用紙に
記入していきました

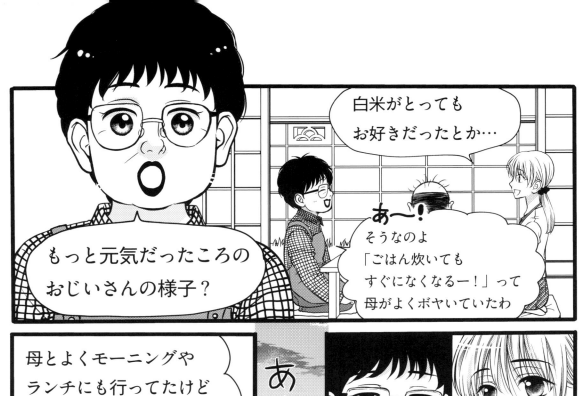

白米がとっても
お好きだったとか…

あ～！
そうなのよ
「ごはん炊いても
すぐになくなるー！」って
母がよくボヤいていたわ

もっと元気だったころの
おじいさんの様子？

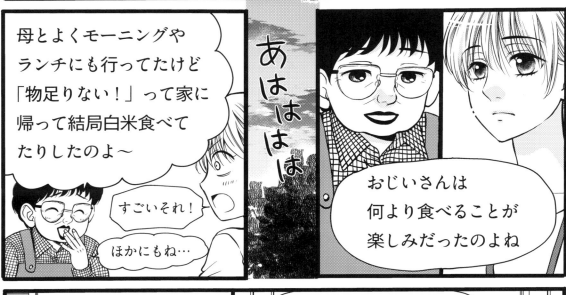

母とよくモーニングや
ランチにも行ってたけど
「物足りない！」って家に
帰って結局白米食べて
たりしたのよ～

すごいそれ！

ほかにもね…

あははは

おじいさんは
何より食べることが
楽しみだったのよね

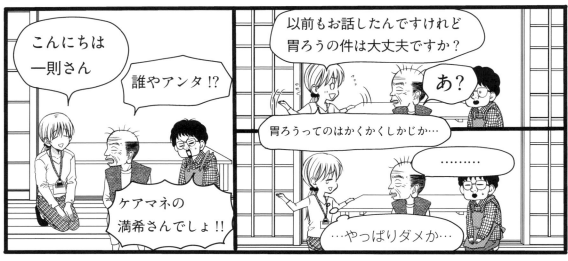

こんにちは
一則さん

誰やアンタ！？

ケアマネの
満希さんでしょ！！

以前もお話したんですけれど
胃ろうの件は大丈夫ですか？

あ？

胃ろうってのはかくかくしかじか…

………

…やっぱりダメか…

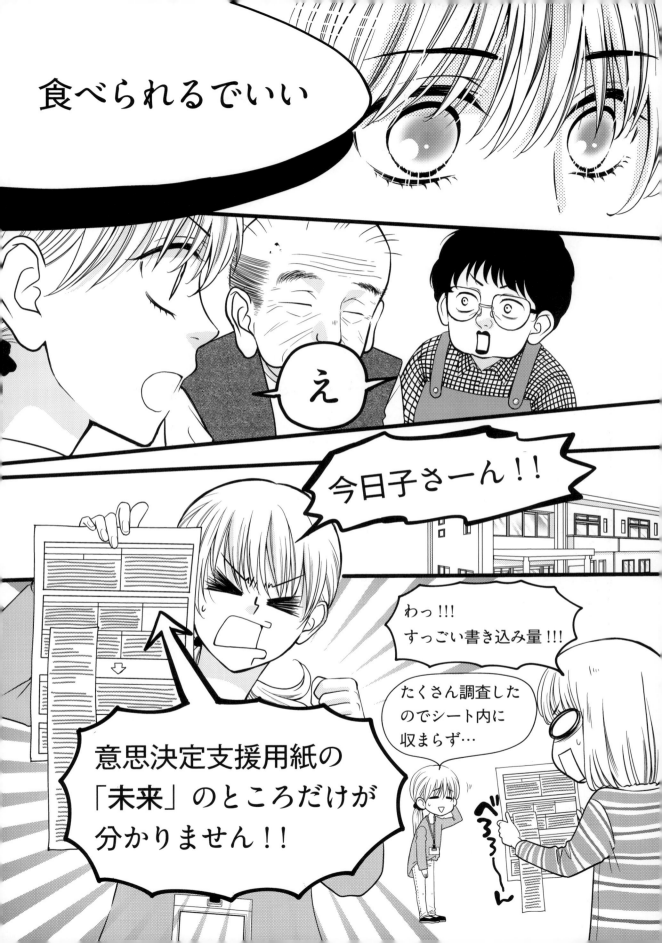

過　去

食べることが大好きで若いころは毎晩どんぶりで2杯の白米を食べていた。亡くなった奥さまとモーニングやランチに行くことも楽しみにしていた。でも、お店での量に満足できないと帰宅後、また白米を食べることもあったという。

デイサービスに通いはじめたころに胃ろうを造設した方を見て「あれはなんだ？つらそうだなぁ…」と

現　在

胃ろうの話を聞くと「食べられるでいい」と答える。「ごはんはまだか？」と聞き、食事を楽しみにしている。「あの世にいったらまたばぁさんに手料理を作ってもらうのが楽しみ」というのが口癖である。

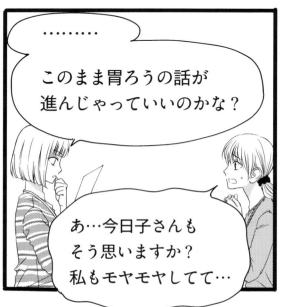

………

このまま胃ろうの話が進んじゃっていいのかな？

あ…今日子さんもそう思いますか？私もモヤモヤしてて…

この用紙を百合恵さんに見せて相談してみたらどう？

ええっ 私のようなケアマネが医療職の方に何か言うのはちょっと…!!!

満希ちゃん

アドバンス・ケア・プランニングだよ！

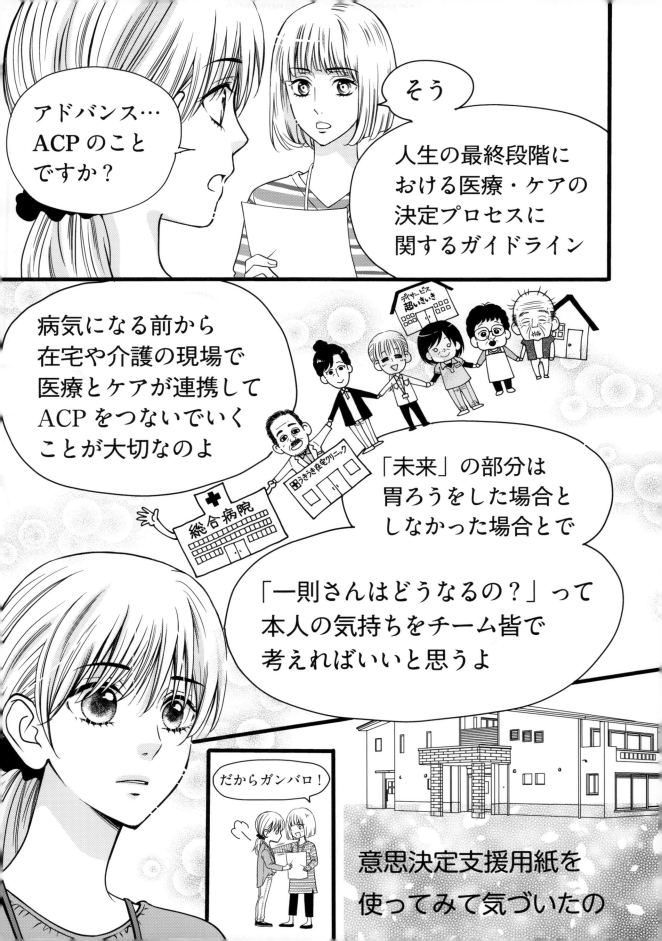

ヘルパーさんや介護士さんたちは
私の立場じゃ気づけないような
一則さんに関する小さな
ピースを持っていること

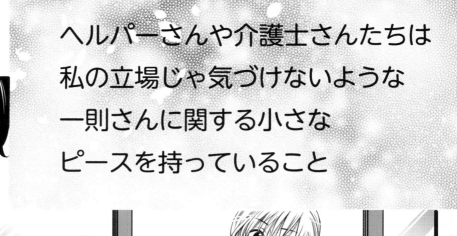

百合恵さん！

あら満希さん
こんにちは

こんにちは！

どうしたの？

…あのっ…

ぼは、

？

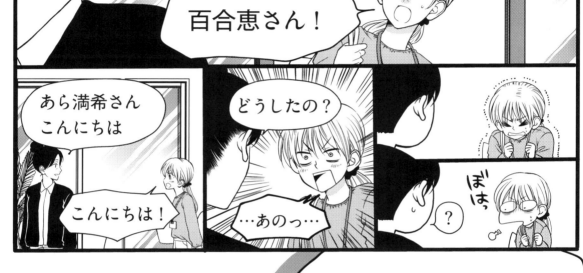

一則さんの胃ろうの
件でご相談したい
ことがあるんです！

集めたら集めただけ
一則さんの思いに
近づけた気がする

後日

意思決定支援用紙に
まとめた内容を基に
"人生会議"を開きました

何が本人の気持ちに近いか

一則さんが1番望んでいることは何か

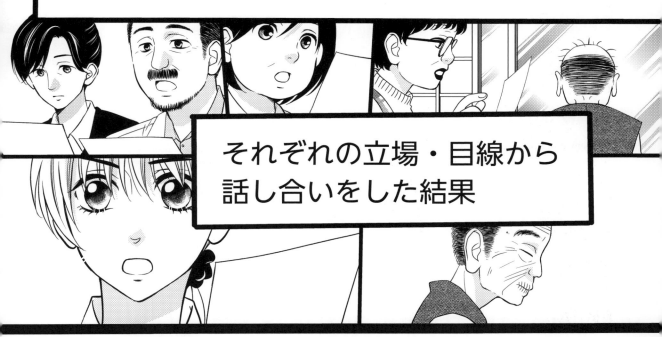

それぞれの立場・目線から
話し合いをした結果

「胃ろうはしない」で，できるだけ口から
食事を続けることになりました

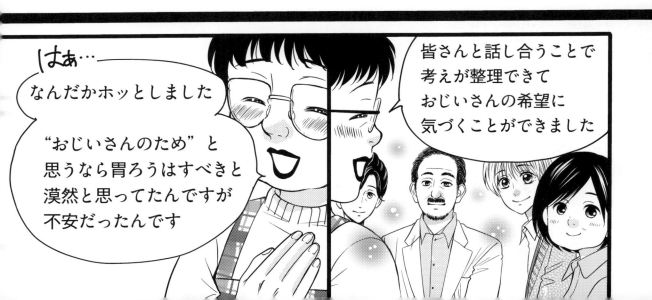

はぁ…
なんだかホッとしました

"おじいさんのため"と
思うなら胃ろうはすべきと
漠然と思ってたんですが
不安だったんです

皆さんと話し合うことで
考えが整理できて
おじいさんの希望に
気づくことができました

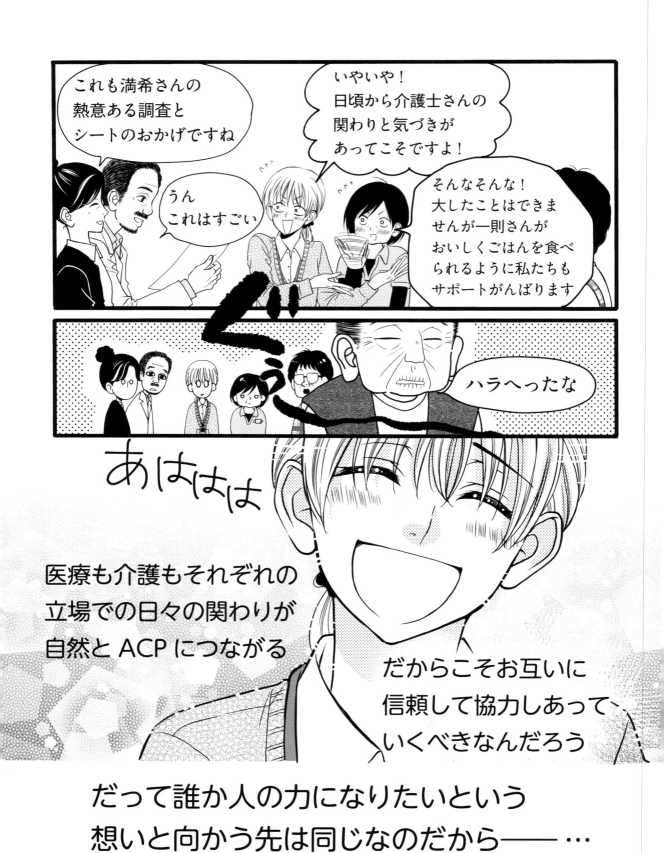

意思決定支援用紙（介護版）とその使い方

（www.nanzando.com/books/50061.php より入手可）

血縁・同居の有無を問わず，
必要に応じて記載

これまでの暮らしぶりや受
けてきた医療など

意思決定支援用紙

患者背景

氏名：		病名：
年齢：	性別：	これまでの生活・医療
家族構成		

リビングウィルなど
の事前の意思表示，
過去に話していたこ
と，本人のライフレ
ビューから推定され
ることなど

本人にとって最善の
利益は何か．当該案
件をした場合，しな
かった場合，それぞ
れのメリットデメリッ
トを検討し，本人が
もし意思決定できる
としたら，これらの
未来の選択のうち何
を選ぶかを皆で考え
る

本人の意思

過去	現在	未来

認知症や意識レベル
の低下などで確認が
難しい場合は，今の
気持ちを推察する，
手を握り返す，うな
ずく，目をそむける
といった微弱なサイ
ンをとらえる

現在の生活・医療の状況 / 家族の意向

現在の生活・医療の状況	家族の意向

ケア提供者・医療者
としてわかる範囲で
の客観的事実を記す

キーパーソン以外の
意見も記す．異なる
意見があれば記す

支援のポイント

どんな人や事項が対
立しているか，問題
となっていることは
何かを整理する

合意形成に向けた具体的アプローチ・結果

課題解決のために具
体的にどのようなこ
とを行い，どのよう
な結果になったかを
まとめる

事例

本人の事前意思，本人と関わりたくない家族の意思，共に最期まで自宅だが，物盗られ妄想のためいざこざが絶えず，独居生活継続に苦慮した認知症男性

年齢：93	場：在宅	時間：月単位	本人の現在意思：あり	代理意思決定者：明確／必要
対立（人）：本人／支援者，支援者間，家族／支援者		対立（事項）：生活場所		倫理的課題：自律，善行，無危害

概　要

Sさん　93歳　男性　要介護3

［病名］　アルツハイマー型認知症

［経過］　10年程前に妻が他界してから独居．徐々に認知症が進行し，物盗られ妄想から近隣住民との関係も悪くなる．妻の死後家事は何もできず，部屋がどんどん散らかっていく．金銭管理もできず，必要なサービスの支払いも滞るようになる．家族の支援は，週に1回，小遣いを持ってきた際の受診や買い物同行のみ．家を空けると物が盗られると言い，デイサービスへ行かないことが多くなる．自宅にいると誰とも話さないので寂しいが，物を盗られるのは許せない．その頃から自宅で頻繁に転倒されるようになる．肺炎をこじらせ入院．1週間もたたず病院にて家族に看取られることなく逝去．

［サービス］　通所介護，訪問介護，福祉用具貸与，ゴミ捨てボランティア，配食サービス

［家族構成］　独居．他市に長男と孫が住む．長男は本人と仲が悪く関わらない．キーパーソンは孫だが，仕事が忙しく関わらず，職場の従業員が定期的に訪問している．

本人・家族の意思と，介護・医療提供者の判断

本人の意思

過去：戦争中，グアムで捕虜となった経験あり．当時の苦労もあり，自宅前に「死んでたまるか」と石碑を自分で建てる．その後，結婚し地元で農家として葡萄などを作っていた．亭主関白で自分の衣類などの保管場所も全て妻の管理．妻がいなければ何もできない．地元で一番にオート三輪を購入したことが自慢だった．農家をしていた頃は皆が自分を頼っていた．

現在：妻が亡くなり，1人の生活は寂しい．誰かと話をしたりしていたい．孫と同居するために家を新築したが，一緒に住んでくれない．物盗られ妄想などから近所との関係が悪化し，孤立状態となる．ずっと過ごしてきたわが家を離れるつもりはなく，施設入所なども嫌がる．

未来：ADLが低下していくと自宅での1人暮らしは難しいが，本人は施設入所は嫌がるだろう．できれば息子や孫と一緒に暮らしたいだろう．

介護・医療提供者の判断

ケアマネジャー：本人の希望の1人暮らしを続けるために，必要なサービスを使いながら認知症の進行予防や他者との交流を図ってもらいたい．

主治医：月に2回，定期受診をしているが，更なる ADL 低下が見られれば，1人暮らしの継続は難しいのではないか？

通所介護：地域ではトラブルもあり孤立しており，交流や清潔保持などのために定期的に利用してほしい．利用中に物盗られの話を傾聴することにより本人も気持ちよく1人暮らしを継続できるのではないか？

訪問介護：電子レンジの操作がわからなくなってきている．部屋は掃除もできず，食べこぼしなどでアリが侵入している状態．買い物ではお金を気にせずオーダーしてくる．

福祉用具：起居動作が困難になってきているので，環境の整備が必要ではないか？

ゴミ出しボランティア：定期的に訪問し，ゴミ出しの支援後は傾聴ボランティアとして本人の話を聴く．

配食サービス：弁当を届けた際に，本人の安否確認を行う．

家族の意向

長男：過去の父とのしがらみから，父の支援に関わるつもりはない．自分も高齢なので自分のことで精一杯．本人に何かあった場合，連絡をもらってもすぐには駆けつけられない．本人が自宅で最期まで1人暮らしを続けたいなら，それに反対はしない．

孫：金銭的な援助はするが，直接的に支援するのは仕事の都合上難しい．本人のやりたいように過ごしてもらえばよい．この先も一緒に住むつもりはない．

従業員：毎週，金銭管理や買い物支援をしているが，本人は1人暮らしの寂しさをよく話している．本人に何かあれば基本的に自分が駆けつけるが，自分も体調が悪く十分な関わりはできない．長男家族と本人の関係の修復を試みたこともあるが，無理だった．

支援のポイント

　地域ケア会議を開催し，各方面からそれぞれ抱えている課題を共有し，家族にもより深く関わってもらえるように話をした．「最期まで自宅で過ごしたい」という本人の思いに家族も賛成していたが，関わりが薄いため，どのようにチームアプローチしていくかが鍵となる．

地域ケア会議での意見

① 本人の気持ちを優先するのであれば，物を盗られないためにデイサービスへ行かない方がよいのではないか？

② デイサービスへ行かなければ他者と関わる機会がほとんどなくなってしまうので，認知症の進行予防のためにもデイサービスへ行った方がよいのでは？

③ 地域で見守り役の民生委員に対しても怒りだすことがあるので，あまり関わりたくないとの意見がある．

具体的な実践

　本人の「物を盗られる」という思いを消すために，様々な方法で本人と確認をしながら納得してもらえるようにした．物が盗られなければ，本人もデイサービスへきている方が楽しいと話す．最期まで自宅で過ごしたいという思いをかなえるため，毎日誰かが関わるようにし見守り体制を作った．

考　察

　環境や本人の状態を考えると施設入所という選択肢が浮かび上がっていたが，本人の希望である「最期まで自宅で」という思いを汲みとり，それをかなえるための環境を整えていった．本人と家族の思いは一致していたが，ほかでは違う意見も出ていた．結果としては病院で最期を迎えることとなったが，ギリギリまで自宅で過ごすことができた．本人が何を望んでいるのか？どういった時に穏やかになれるのか？ということを見つめ直す結果となった．

（櫨　康利）

　過去の様子を鑑みると，頑なな性格が手に取るように理解できます．一見，関わり合いが多いように見えますが，深くまで関わりを維持できた方が非常に少なく感じています．また，物盗られ妄想が頻繁に表れている状況下において，家の中に出入りする関係者が多いことは，さらなる悪化を招く結果になったのではないでしょうか？このような対応をせざる得ない縦割り構造に問題があり，それを表面化してくれた事例であると思います．【瀬口】

　本人が抱える寂しさをどうサポートできるのか，考えさせられる事例です．家族とのつながりを持ちたいと思う本人と，それを受け入れない家族．その溝は，認知症による症状だけが原因ではなかったようにも思えました．一方で，認知症による症状に配慮した関わり，家族の理解を得ようとする関わりは医療ケアチームの重要な役割でもあります．フォーマル・インフォーマル両方のサポートをうまく調整したことが，亡くなる直前まで希望する自宅で過ごすことにつながり，本人の意思の尊重につながりました．【原沢】

意思決定支援用紙

患 者 背 景

氏名：Sさん		病名：アルツハイマー型認知症
年齢：93歳	性別：男性	これまでの生活・医療：要介護3

家族構成

10年程前に妻が他界してから独居．他市に長男と孫が住む．長男は，本人と仲が悪く関わらない．キーパーソンは孫だが，仕事が忙しく関わらず職場の従業員が定期的に訪問している．

物盗られ妄想がひどく，金銭管理もできていない．カッとなりやすい性格で興奮すると手がつけられなくなる．支援者に対し大声をあげたり，手を上げることも出てくる．自宅での転倒も増え，物盗られ妄想もエスカレートしていきADLの低下がみられた．

本人の意思

過 去	現 在	未 来
戦争中，グアムで捕虜となった経験あり．当時の苦労もあり，自宅前に「死んでたまるか」と石碑を自分で建てる．その後，結婚し地元で葡萄農家として葡萄などを作っていた．亭主関白で自分の衣類などの保管場所も全て妻の管理．妻に頼りっぱなし．地元で一番にオート三輪を購入したことが自慢だった．農家をしていた頃は皆が自分を頼っていた．	妻が亡くなり，1人の生活は寂しい．誰かと話をしたりしていたい．孫と同居するために家を新築したが，一緒に住んでくれない．物盗られ妄想などから近所とは関係が悪化し，孤立状態となる．ずっと過ごしてきたわが家を離れるつもりはなく，施設入所なども嫌がる．	ADLが低下していくと自宅での1人暮らしは難しいが，本人は施設入所は嫌がるだろう．できれば息子や孫と一緒に暮らしたいだろう．

現在の生活・医療の状況

主治医：服薬管理もできておらず，ADLが低下すれば自宅での1人暮らしは難しいだろう．

ケアマネ：家族の支援はほとんどないため，毎週訪問し金銭管理などのサポートをするも，各所に支払いが滞りサービスを止めざるをえない状況．本人に話をしても興奮状態になり身の危険を感じることもある．毎日誰かが訪問する機会を設ける．

デイ：支払いが滞り，サービスの継続が難しくなるが本人の認知症予防のためにも継続して通っていただきたい．

家族の意向

長男：過去の父との関係もあり，今更親の面倒を見る義理はない．周りから「家族だろ」と言われても過去の経緯がある限り関わりたくない．

孫：金銭的な補助はするが，それ以外は支援するつもりはない．一緒に住むつもりはない．

従業員：孫からおじいさんのことを全て任されているが，所詮自分は他人．毎週訪問し，受診の同行や買い物支援をし，家族間の関係修復に努めるが改善なし．

支援のポイント

本人の希望である「自宅で生活したい」という思いをかなえるため，毎日誰かが訪問するようサービスの調整を行う．デイサービスに行くと，不在時に物が盗られると通所拒否も増えてきた．新しいサービスであったり，いつもと違う支援者が関わると物盗られの加害者にされてしまうこともあるので，できるだけ関わる人物を固定していく．女性に対し高圧的な所があるので，内容により男性職員で対応する．孫の会社の従業員が家族との連絡役となっているので，その方との連携を強めていく．

合意形成に向けた具体的アプローチ・結果

デイサービスの男性職員にはよく相談することがあったので，ケアマネジャーとの連携を密に行っていった．毎日サービスや配食，民生委員やボランティアによる訪問を行い，安否確認を行った．
通所時の物盗られ対策として，迎え時と送り時の確認を行うようにした．
ケア会議で長男と直接今後について話し合った結果，長男は「本人が家で最期を迎えたいと思っているのならそれで構わない」「朝起きて亡くなっていればそれでよい」と本人の「自宅で最期まで生きたい」という思いと一致していたが，特に関わるつもりはない．
今より状態が悪化してきたら，訪問看護や往診を利用していく．
結果，デイサービスや訪問介護を使いながら最後は肺炎をこじらせ入院，逝去となり本人の意思とは反する形となった．

2 最期まで認知症の妻との自立した施設暮らしを望み，気管切開を選択しなかった増悪する声帯腫瘍を有する患者

年齢：90	場：入所施設	時間：月単位	本人の現在意思：あり	代理意思決定者：不明確／不要
対立（人）：本人／家族，本人／支援者，支援者間，家族／支援者		対立（事項）：救急搬送，医療処置・（延命）治療	倫理的課題：自律，無危害，善行，公平	

概　要

Hさん　男性　90歳　　要介護2

[病名]　喉頭がんもしくは乳頭腫

[経過]　長女夫妻と2世帯住宅に夫婦で住んでいたが，急性喉頭蓋炎で呼吸困難となり入院．下肢筋力低下により車いす生活となったため，認知症の妻と自宅近くの住宅型有料老人ホームに入所．2年後に声帯に腫瘤が見つかったが，全身麻酔でしか生体検査ができず，腎臓機能低下のため，本人・長女とも検査自体を断念．良性・悪性に関わらず，いずれ気道がふさがるとの診断を受けた．積極的治療は行わず，気道確保も選択しないとの意向．悪性の場合，月単位で進行する可能性があり，急変のリスクが高い．

[サービス]　訪問介護（入浴介助週2回），訪問看護（リハビリ週2回），訪問診療（月2回），福祉用具レンタル（車いす，介助バー，ピックアップ型歩行器）

[家族構成]　住宅型有料老人ホームに入所．妻も同じ階の別室に居住している．車で5分の自宅に長女夫妻が，他県に次女が在住．キーパーソンは長女．妻は要介護1でアルツハイマー型認知症の診断．

本人・家族の意思と，介護・医療提供者の判断

本人の意思

過去：70歳まで現役として働き，全国を駆け回る生活だった．自宅を空けることが多かったが，妻以外の女性と関わることは漢として無責任だとの考え．酒好きだったが，出張先でも女性接待の酒場には入ったことがない．

現在：起床就寝や更衣に介助が必要だが，認知症の妻に着替えの手伝いを指示し，妻の生活機能訓練を兼ねて，職員の介入は断わっている．トイレは自分で行きたい．だからリハビリはしなくてはならない．施設内は知的会話ができる職員が少なく，話し相手になりにくい．長女には苦労をかけたくない．前向きに生きたいが生死に関わるリスクの大きなことはしたくない．

未来：死ぬまでトイレは自分で行きたい．妻はお風呂も食事も，自分でできない．妻が1人になった時に，大丈夫だろうか．家に帰りたいと長女を困らせるのではないか．

介護・医療提供者の判断

ケアマネジャー：気道の隙間が6mmしか残っていない．会話を何より楽しむ方だが，会話で喘鳴と息切れが起こりやすくなっている．声も聞き取りにくさが出てきている．自分の声が他者に聞き取れなくなったとの自覚は病気の進行を認識させ，不安を呼びやすい．話すこと自体が困難になりつつあるが，いつでも話せる環境を整備していく．死ぬまで自分でトイレに行けるように訪問看護によるリハビリを継続．最期の呼吸苦が妻の目前で起きる可能性がある．妻を不安にさせることは決して望まないだろう．妻ができないことがあると，教育的言動が目立つようになった．妻との関係がギクシャクしないように配慮が必要．

主治医：現在は気道が半分ふさがっている状況．声帯にできているものは大きくなることが考えられる．気管切開は会話ができなくなるので，行わない．急変時は家族が救急搬送を希望するため，施設の在宅酸素を5L流し，救急要請を行う．すでに挿管ができないため，気管切開を行うかどうか，家族は結論を考えておいてほしい．

施設管理者：看護師は日勤帯しかいないが，常時の痰吸引が必要なければ，気管切開しても生活は可能．今までどおり，支援．

施設看護師：急変時は，どの職員でも対応ができるようにマニュアルを作成．

家族の意向

長女：以前に呼吸苦で救急搬送された際，挿管したため，大きな混乱が起きた．話すことが大好きな父なので，会話ができないことは本当にストレスだと思う．気管切開しての生活は考えられず，危険な検査を行って寝たきりになるのもかわいそう．現在の生活をできるだけ続けてほしい．施設の方に迷惑はかけられないので，呼吸が止まりそうなときは，救急車を呼んでほしい．最終的な気管切開をするかどうか，私には今，決められない．

支援のポイント

　検査は行わず，治療や延命は希望しない．呼吸苦が出現しても，希望する生活スタイルが維持できるように支援する．

カンファレンスでの意見

① 緊急時は救急搬送を行う．施設は酸素を流して救急要請を行い，医師と家族に連絡する．情報提供書は医師が用意しておく．

② 気管切開すると会話はできないが，今までとほぼ同じ生活ができる．そういった選択肢もある．

③ 気管切開しての生活は望まない．危険な検査は行わない．

④ トイレは自分で最期まで行きたい．そのためのリハビリは継続するが，呼吸苦が出ない程度に行う．

⑤ 救急搬送した場合，気管切開するかの判断が家族に委ねられる．家族はその時の判断を決めておく．

⑥ 施設が急変後の状態で発見した時は，主治医に連絡し，主治医が往診して，死亡診断書を作成する．

具体的実践

本人の希望があり，リハビリ・入浴などのサービスは継続した．状態変化時は，本人希望を優先した．折に触れ，我慢しなくていい．決定を翻しても構わないことを家族と共に本人に伝えた．最終的には在宅酸素を導入しながらもギリギリまでリハビリを行った．急変時に救急搬送する手順をマニュアル化して，施設職員に周知した．酸素の量が増えた時点で，主治医が家族と相談し，最終的に救急搬送は行わないことが決定した．

ギリギリまで自分でトイレに行っていたが，次第に傾眠が強くなった．二酸化炭素が排出されなくなったことが原因と思われ，食事量も少なくなった．最終日はベッド上で横になり，妻に見守られて静かに旅立たれた．

考　察

最終的に救急搬送をしないことを家族が主治医と話し合って決定した．それに先立って，主治医から施設側へ話し合いの提案がされたが，施設側が本部会議を理由に主治医との面談を断わっていた．施設側は，職員に周知した事項に変更が出ると，現場が混乱すると考え，救急搬送は行うとの認識を変えなかった．

救急搬送をしない決断は家族の気管切開の判断を回避できたが，施設職員が緊急時に見守りを行うことで，職員のストレスを作らないかと主治医が懸念していた．主治医からの話し合いの提案はその点についてだったが，施設側がそこまで考慮できなかった．

最終的には，家族から最期まで施設で過ごせてよかったとの感想をもらったが，最終決定は，状況によって何度も変わる．看取る側が一丸となって，何度も最終決定を問い直すことが必要だと考えさせられた．

（石井ゆりか）

本人の生き様，ピース（価値観・目標）が強烈に表現されています．最期まで自分でトイレに行くために，リハビリを続ける姿勢に心から敬意を表します．一方で，これだけ明確な意思表示ができる方でありながら，最終的な気管切開や救急搬送についての本人の意思表示に不透明さを感じました．最終的に家族が判断する理由はどこだったのか？しかし，決定を翻すこともアリ，我慢しなくてもいい，という脇道（選択肢）があることは，本人・家族にとってとても救われたでしょう．勉強になる関わりです．救急搬送する・しないが論点ではなく，本人が表出している強い価値観が優先されるためにも，気管切開や救急搬送についての意思も明確であれば，さらに具体的な話し合いになったと思いました．【大城】

この事例では，最期まで，認知症の妻との自立した施設暮らしを望み，気管切開を選択しなかった，増悪する声帯腫瘍を有する患者の意思決定について描かれています．マニュアルによるケアの統一は素晴らしい試みだと思いました．一方，気管切開を選択しないところまで本人と話し合えているし，本人が何を大切にしているのかも共有できているのだから，気道閉塞時の苦痛緩和や救急搬送についても，同様に率直に話し合えれば，展開が変わったかもしれない，そのように感じました．【西川】

意思決定支援用紙

患 者 背 景

氏名：Hさん		病名：喉頭がんもしくは乳頭腫
年齢：90歳	性別：男性	これまでの生活・医療：要介護2
家族構成 住宅型有料老人ホームに認知症の妻と入所．施設から車で5分の自宅に長女夫妻が住む．遠方他県に次女が在住．キーパーソンは長女で，平日は仕事があるが，施設には週1回程度，面会にきている．		長女夫妻と2世帯住宅に住んでいたが，急性喉頭蓋炎で入院後，車いす生活となり，認知症の妻と住宅型有料老人ホームに入居．声かすれから，主治医の勧めで耳鼻咽喉科を受診．声帯に腫瘍が認められたが，リスクが大きいため，検査自体を断念．今後は腫瘍増悪で，窒息のリスクあり．

本人の意思

過 去	現 在	未 来
関西出身．結婚後は娘2人をもうける．企業戦士で70歳まで働き，家は妻に任せて全国を駆けわった．退職後は自転車で買物を担当し，夫婦生活を満喫．長女夫妻と2世帯住宅で同居．妻が認知症発症後は，日常生活の指示を細かく出し，介護した．急性喉頭蓋炎で入院した時は，医師に文句を言いたい一心で生還した．	四肢の機能低下により車いす生活．更衣も介助が必要だが，妻に着替えの指示を出し，妻の生活リハビリを兼ねて生活．トイレは自分で行くとの意思が固い．窒息のリスクが判明したが，高齢なので，生死に関わる検査はしたくない．治らないものは仕方がない．長女に苦労をさせたくないので，認知症の妻を残していくのが心配．	治らないものは仕方ないが，死ぬまで自分でトイレに行きたい．認知症の妻は，1人では何もできない．1人になったら，家に帰りたがって長女を困らせるのではないか．長女に苦労はさせたくない．

現在の生活・医療の状況	家族の意向
住宅型有料老人ホームで，妻と同じ階だが，別の部屋に居住．訪問診療が月に2回．日常生活はできない部分を妻に手伝わせてほぼ自立．入浴のみヘルパー利用．訪問看護によるリハビリを週2回行い，毎日自主トレをして，トイレは自分で行ける状態をキープしている．声帯部の病気に関する検査・治療は断念．訪問診療で経過観察．	**長女**：寝たきりになるのはかわいそう．危険な検査はさせたくない．話好きで，会話ができないと相当なストレスになる．以前，呼吸困難で入院した際，挿管して会話ができなくなった時は，ひどく混乱した．あまりに混乱がひどくて，四肢を拘束されたので，自発呼吸ができなくてもいいからと挿管を外してもらった．同じことはしたくない．妹や周辺の人にも相談したが，同意見．最終的に父の希望を優先したい．

支援のポイント

全身麻酔でのリスクが高いため，病気に対する検査は行わず，治療や延命は希望しない．自分でトイレに行き，人と会話を楽しめる生活が維持できるように支援する．①緊急時には，救急搬送を行ってほしいと家族の希望，②気管切開を行い，会話ができなくても日常生活ができる選択肢を医師が提示，③会話ができないことは本人の大きなストレスとなるため，気管切開しての生活は望まない．寝たきりの生活も同様と本人，長女，④トイレは自分で最期まで行きたい．そのための最低限のリハビリを継続，⑤救急搬送した場合，挿管ができないため，気管切開をするかどうか，家族の判断となる．このため事前に家族に最終決定を考えておいてもらう．

合意形成に向けた具体的アプローチ・結果

日常生活のサービスは変えず，本人の身体状況に応じて，身体的な負荷がかからないリハビリ，入浴を継続した．苦しい時は我慢しないよう日頃から伝え，苦痛を緩和できる方法を提示し，本人に選んでもらった．リハビリを最期まで希望されたので，酸素を導入し，リハビリを行ってギリギリまで自分でトイレに行った．急変時の救急搬送対応について，医師の提案のもと，施設職員が短時間で対応できるように，マニュアルを作成して周知した．在宅酸素利用量が増えた段階で，主治医が家族と話し合い，最終的に救急搬送は行わないことを決定した．救急搬送を行わないことで，気管切開の判断を家族が担う重責は回避された．

過去の経緯から子どもたちと疎遠になっているが，長女の同居を望み施設入所を拒み続けた男性

年齢：90	場：在宅	時間：月単位	本人の現在意思：あり	代理意思決定者：不明確／必要
対立（人）：本人／家族，本人／支援者		対立（事項）：生活場所，介護負担		倫理的課題：自律，善行

概　要

Sさん　90歳　男性　要介護1　障害者認定（費用補助有）

[病名]　直腸がん，心房細動，心筋梗塞，転移性肝がん，転移性肺がん

[経過]　妻とは10年以上前に死別し，独居．大手企業に定年まで勤務しており，妻の介護経験もある．陶芸が趣味であった．定年後は，自治会や近隣とも付き合いがあった．心筋梗塞は2回手術をしており，自分で救急車を呼んだこともある．以前退院後，病院から訪問看護を勧められ，看護師が訪問していたが，訪問時間に縛られるのが性に合わないと，中止した．

直腸がんはストーマを造設し，ケアは自分で行っている．がんは特に治療はしていない．

[サービス]　特になし

[家族構成]　子どもは長女と長男がいる．それぞれ離婚して独居であるが，行き来はない．長女の離婚は，本人が長女夫婦の離婚の一因となっていることや，長男夫婦が離婚する際は，本人から長男との縁を切ると言ったため，家族関係はよくない．

本人・家族の意思と，介護・医療提供者の判断

本人の意思

過去：自分のペースで生活しているので，ヘルパーや看護師の訪問に縛られたくない．（不安などに対して）不安はない．何かあったらそれまで．色々な思いは超越している．そう言ったかと思うと，別の日には「ケアハウスに明日からでも入りたい」と言うこともあった．

現在：長女にこちらに帰ってきてもらい，長女と孫と住みたい．ヘルパーや訪問看護の利用はしたくない．ケアマネジャーや近所の人の訪問は嫌がらない．買い物などの手伝いは，用を聞くと遠慮なく頼んでくる．

未来：長女が帰ってくることを望み続けるだろう．そのため意識がはっきりしているうちは，在宅・施設とも，サービス利用を希望しないと思われる．

在宅で急変，死亡ということも考えられる．

介護・医療提供者の判断

ケアマネジャー：このままだと，自宅で急変，亡くなることもあり得るだろう．動けなくなることも遠くない．自宅で過ごすなら，サービスを入れたい．家族間の葛藤も理解できないわけ

ではないが，このままだと家族も介護放棄（虐待）となるだろう．本人は，サービスを入れないことで子ども達が帰ってくることを待っているのかもしれない．

主治医：家族には，自宅では無理だと話してある．しかし，なかなか連絡そのものが取れない．施設にするのか，在宅で環境を整えてみてあげるのか，意向がはっきりしない．急変時は，いつでも対応する．救急隊にも，直接病院に連絡をくれれば，状況を直接話し，受け入れる用意はある．

近隣住民：虐待ではないのか．子どもなら親の面倒をみるべきだ．せめて何か福祉サービスなどは，行政の権限で入れた方がいいのではないか．自分たちが勝手に世話をしていいものなのか判断できない．

家族の意向

長女：今までのことを考えると，今さら…という気持ちもある．しかし正直心穏やかではない．が，仕事もあり忙しい時期でもあり，帰ってあげることはできない．施設に入ってくれれば…と思う．サービスも拒否をするし，何をしてあげればいいのか．

支援のポイント

　支援者と長女との連絡も，やっと取れる程度．強引に家族を引き出すことはかえってつながりを断ち切ってしまう可能性がある．

　本人と長女の心中も思いながら，本人に必要と考えられるケアをいかに，導入するか．

　また，気にしてくれている近隣者に，この現状をどのように理解してもらい，援助者に転換できるか．

事業所内での会議での意見

① 長女に，契約と費用の負担をしてもらうことを了解してもらい，長女の帰りを待ち続ける本人の気持ちを損なわないようにサービスを導入する．

② 近隣者が気にして様子を見に行ったりしてくれているので，長女の了解をもらい状況をオープンにすることで，援助者になってもらえるか働きかける．

③ 行政に相談し，本人，長女の考えを理解してもらい，よりよい方法がないか検討する．

具体的な実践

　行政に相談し，長女へ契約，利用料の負担などをお願いし，さりげなくサービスを入れること，また近隣者への情報提供とサポートに入ってもらうことの同意を得ることを相談．行政からも同意を得て，ケアマネジャーから話が進まないようであれば，行政から長女へ働きかけてもらうことのサポートを得た．

　長女へ提案し，上記について同意を得た．訪問看護と訪問介護は，ケアマネジャーの友人ということで紹介し，サービスを提供してもらった．サービス担当者会議を開催し，近隣者，民生委員も含め，本人の推測される思い，長女の葛藤を話し理解してもらった．また，近隣者も含めケアのスケジュール管理を行い，近隣者が安心して本人をサポートできるように体制を整えた．医師や近隣施設へ情報提供しながら，万が一のバックアップ体制を整えた．

考　察

　関わり方を工夫したり，その背景を見ながら関わることで本人の明確な意思表示がなくても，推定される意思が見つかるのではないかと考えた．また，推定される意思も，多数で確認し，違和感がないものであれば尊重するに値するのかもしれない．本人の意思表出を支援するだけでなく，周囲の合意を得ていく過程も意思決定の支援と考えた．デスカンファレンスでは，皆同様に，充実感や最期のあり方への個々の考えが発言された．

（清水　直美）

　長女の心の葛藤を汲みながらも，本人・長女，どちらにも偏らない距離の取り方が超絶に上手だと感じました．両者の言葉の奥にある繊細な感情を，周囲の人たちに知ってもらうための言葉選びや働きかけは，とても勉強になります．段階的に優先順位を付けた対策によって，支援チームも関わり方が細分化されますね．また，地域住民をいい意味で巻き込み，医療・介護・行政・地域資源まで視野を広げた関わりに，鳥肌が立ちました．【大城】

　ケアの介入が必要になってきていても，本人が拒否的で難渋しているケースに時々出合います．表面上の言動に振り回されることなく，真意はどこにあるのか推し量り，本人の意思を尊重しつつ今後に備えて調整することの大切さが伝わってきました．

　周りの人々に理解を促し合意を得ながら，無理のない範囲での支援をしてもらい，本人の療養を支える体制を作っていく，エンド・オブ・ライフケアには欠かせないことですね．【横江】

意思決定支援用紙

患者背景

氏名：Sさん		病名：直腸がん，心房細動，心筋梗塞，転移性肝がん，転移性肺がん
年齢：90歳	性別：男性	これまでの生活・医療：要介護1，身体障害4級

家族構成	大手企業に定年まで勤務していた．妻の介護経験もある．陶芸が趣味であった．
妻は10年以上前に亡くなり，独居．他市に長女が住む．長男は市内在住．子はそれぞれ離婚している．本人が離婚の一因になっていることもあり，家族関係は疎遠である．長男は離婚の際，本人から縁を切ると言われている．	定年後は，自治会や近隣との付き合いもしていた．心筋梗塞では2回手術を行っている．心房細動により救急搬送も何度かされている．直腸がんはストマを造設している．がんは肝転移と肺転移があるが，特に治療はしていない．

本人の意思

過　去	現　在	未　来
自分のペースで生活しているので，ヘルパーや看護師の訪問に縛られたくない．（不安などに対して）不安はない．何かあったら，それまで．色々な思いは，超越している．と言ったかと思うと，「ケアハウスに明日からでも入りたい」と言うこともあった．	長女にこちらに帰ってきてもらい，長女と孫と一緒に暮らしたい．ヘルパーや訪問看護の利用はしたくない．しかし，ケアマネジャーや近所の人の訪問などは嫌がらない．買い物などの手伝いは，聞くと遠慮なく頼んでくる．大腸がんの手術をしてくれた医師には信頼をおいている．	長女が帰ってくることを望み続けるだろう．そのため意識がはっきりしているうちは，在宅・施設とも，サービス利用を希望しないと思われる．

現在の生活・医療の状況	家族の意向
食事はあまり摂らなくなった．痛みの訴えが度々出てきた．たまに調子がいいと，雨戸を開けたり，洗濯機を回したりしているが，ほとんど動かなくなった．痛みがひどいと自分で救急車を呼んで，病院へ運ばれているが，入院すると自宅へ帰ると言う．肝臓と肺への転移は進んでいるが，病院では特に治療はしていない．長女へは病院から電話で「余命は月単位」と説明した．自宅では痛み止めなどの服薬はできていない．	長女の話では，父親が原因で離婚になったので，実家に戻ることはない．父親に施設の話をしたが，頑なに拒否をした．状況はわかっているので，気持ちは穏やかではないし，1人では困るだろうとは思うが，仕事も忙しいので，通うこともできない．どうしたらいいかわからない．長男も行かないだろう．家族は手伝えない．長男とは，全く連絡が取れず，意向は確認できていない．

支援のポイント

本人と長女の間に葛藤があり，家族間への強引な介入は，難しい．また長女へのアプローチが強すぎると，長女との連絡が途絶えてしまいかねない．近隣住民からは，虐待ではないかと市への通報も来ているが，本人が自宅での生活を続けていることは，長女との同居への希望になっている．
本人が施設をはっきり拒否していることや在宅サービスを利用できていないことから，①現在すぐに必要な支援，②すぐではないが，早めに着手したい支援，③看取りの支援に分けて対策を考えた．本人が信頼をおいている医師と連携を図り，(1)医療面から適切か，(2)本人の尊厳は確保されているか，(3)意向が尊重されているか，(4)適切な支援かを病院，事業所，市と確認しながら進めていくこととした．

合意形成に向けた具体的アプローチ・結果

①長女へ金銭的援助とサービス契約をお願いした．これにより訪看とヘルパーを導入．本人へは，「ケアマネジャーの友人だけど，ちょっと寄ってみてと言われた」「何か手伝うことない？」とさりげなく声をかけ世間話をしながら観察し本人の反応を見て支援してもらった．②近隣住民へ，詳しいことは話せないものの，それぞれ家族の歴史があり，家族の協力が必ずしも得られないことを説明した．また状況は，市も把握した上で，虐待と判断し難いこと，これらをケース会議や近隣への訪問など時間をかけて説明した．結果，訪看やヘルパーの合間に訪問しケアを手伝ってくれた．③情報提供しながらすぐに対応できる施設を確保継続．医師とは，急変時の手順を確認した．本人は変わらず，長女との同居を希望していたが，気持ちを受け止めるように話を聞き，周囲との関わりや生活上の意向を確認した．本人は，「最近いろんな人が来てくれる」と笑顔で話されていた．状況は定期的に長女へ報告．日単位で状況が変わってきた頃，長女が本人と話し，施設入居を決定．入居4日後に本人永眠される．

認知症だが明確に延命治療を拒否する男性と，何が何でも延命してほしい一方で，生命維持治療を拒否する精神疾患を患った娘の支援

年齢：90	場：在宅	時間：週単位	本人の現在意思：あり	代理意思決定者：明確／必要
対立（人）：本人／家族，家族／支援者		対立（事項）：救急搬送，医療処置・（延命）治療，看取り，介護負担		倫理的課題：善行，無危害，自律

概　要

Kさん　90歳　男性　要介護4

[病名]　アルツハイマー型認知症，心不全

[経過]　2〜3年前より自宅での生活や排泄ができなくなり，デイサービスを利用される．長女は一生懸命介護をしているがカッとなると手が出ることがあり，虐待疑いで保護されたこともあった．今まで通っていたデイサービスは長女が不信感を抱き通うのをやめてしまった．本人は自分の意志は表現できるが，日常生活動作はほとんどできなくなっていた．長女は自分の思い通りにならないとヒステリックに怒ることが多くあり，思い込んでしまうとなかなか話を理解するのは難しい状態となってしまう．薬への不信感もあり新処方の薬を拒否したり，睡眠薬を飲ませることを拒否した結果，眠れない父にイライラし手が出ることもあった．デイサービスで腕や足，頭部にあざを発見し地域包括とケアマネジャーに報告したこともあった．本人は「娘はきついけど一緒にいたい」「あいつがおらんと生きていけん」と言われる．

　最近ではしきりに「最期は家で苦しむことなく逝きたいな」と言われている．

[サービス]　デイサービス

[家族構成]　アパートで1人暮らし．子は長女1人．

本人・家族の意思と介護・医療提供者の判断

本人の意思

過去：根っからの仕事人間で，家庭も顧みず働いていた．そのため家族で出かけたことなどもなく，長女はいつも寂しい思いをしていた．本人は亭主関白で厳格な性格であった．関西出身．妻を10年前に亡くされている．その際も長女とトラブルになった．

現在：認知症になってからは人が変わったように弱気で長女に依存するような言動が多い．しかし自分の意志を伝える時はしっかり伝えられる．「自分はもう十分生きたからこのまま自然な形で逝きたい」と何度も言われている．食べることが大好きで，美味しい物を食べることが今の楽しみ，と素敵な笑顔で言われている．

未来：もう十分生きたから，もしもの時は家で楽に逝きたい．自然に逝きたい．病院も行きたくない．

介護・医療提供者の判断

デイサービス職員：デイサービスでの生活は落ちつかれていたが，心不全の症状が強く出てきている．そのため少し動くだけでチアノーゼが出ている．病院受診しても長女が薬を拒否し適切な治療ができない．本人はできれば病院に行きたくないし，このまま楽になりたいと毎日言っている．心不全治療のために薬の服用を勧めるが長女は乗り気ではない．このままだと本人はつらい状態が続くと伝えても納得しない．

医師：心不全の治療は絶対に必要だが，長女の薬拒否があるため，入院治療するしかない．にもかかわらず「本人は入院したくないから入院はさせません」と長女から言われてしまう．このような状況だとなかなか治療が難しい．

家族の意向

長女：心不全で状態が悪化していることは理解しており「父が死んでしまうかもしれない．どうしたらいいのか」と混乱し大きな声を出すことがあった．ケアマネジャーと治療を勧めるが，そこは納得されない．以前誤薬があり信用できないという理由があった．「父はこのまま楽になりたいと言っているが，死んだら困る．息をしていれば生きている証拠だからどんな形でも生きていてほしい」と言われる．

支援のポイント

　長女はできるだけ自宅で自分が介護したい．本人も長女に近くにいてほしいと思っている．しかし長女の介護負担もあり，ストレスが溜まると手をあげてしまうことがある．そのためデイサービスにできるだけ通所し，介護負担の軽減を図る．それに関しては長女もそうしてほしいと言っている．心不全の治療についても，本人がつらい思いはしたくないと言っていることをケアマネジャーやデイ職員からも長女に伝えていく．病院受診時にケアマネジャーが同行し，薬の安全性などについて医師から話してもらうよう伝える．

　本人は病院ではなく自宅で長女に看取ってもらいたいと強く思っている．その想いをどう汲みとっていくか．長女にどう理解してもらうのか．現在では聞く耳ももってもらえず本人と家族の意思は平行線となっている．

サービス担当者会議での意見

① 心不全の治療は受けてもらえるよう支援する．
② 本人の意思を汲めるよう長女と話をする．
③ デイサービスは身体状況を観察し，本人の楽しみとなっている食事を充実させ笑顔になってもらう．
④ チアノーゼなどが出る頻度を記録する．
⑤ ケアマネジャー，地域包括との連携がすぐとれるようにする．
⑥ 長女にも精神科受診を勧める．

具体的な実践

　受診時はケアマネジャーが同行し，どう治療するべきかを聞き，そのことを長女に伝え続けた．地域ケア会議を開催し，民生委員の協力を取りつけた．デイサービスでは状態観察をしっ

かり行い，何か特に変わったことがあれば受診を促した．心不全の治療について，薬は処方されたが家で飲んでいる形跡がなく，長女は「こんな薬を飲んだら父が死ぬかもしれない」とずっと言っていた．チームでケアをしていく方向で動いていく中で，もしもの時Kさんは家で最期を迎えたいと言われていたがどうするかの話を長女としても，「父はまだ死なない，何があってもまだ生きててもらう，死ぬはずがない」と大声で怒り出してしまうこともあった．にもかかわらず薬の服薬は拒否し続けている中，自宅で急変し緊急搬送され，延命治療を長女が望み延命治療が開始された．その1週間後に吸引中に吐血され病院で永眠された．

考　察

　結局本人の望まない形となってしまった．家族と本人の意思が真逆の時の合意形成の難しさを痛感した．

　本人の「つらい思いはしたくない」という意向をかなえるには苦痛を軽減する治療を受ける必要があり，「長女と一緒に家にいたい」という思いとの間にジレンマが生じていたが，本人にとってどちらがより大切かを明確にし，その意向を支援者間で共有できていれば，せめて病院での延命処置などはしなくてすんだかもしれない．

　また，長女自身の気持ちに寄り添い，理解者となるような支援ができれば，治療への理解が得られたかもしれないが，長女の精神症状のためにアプローチしきれなかった事例である．

（横内　香織）

　本人と家族が正反対の考えの中で大変悩まれただろうと思います．このケースの場合，高齢者側の支援者だけでなく，娘さんにも支援者が必要に思いました．双方に支援が必要であり考えが対立している場合，両方の意思尊重をしようとすると，どっちつかずになってしまうことがあります．地域ケア会議で，娘さんの支援を相談できそうな行政機関などにも参加をお願いするとよいかと思いました．

【清水】

　この事例では，認知症がありながらも「自然に逝きたい，家で逝きたい」という本人の意思が明らかな中，家族の生命維持治療拒否と延命治療選択により生まれた葛藤が表現されています．決してハッピーエンドだけでないのが現場なのかもしれません．代理決定者の適格性についても考えさせられます．家族のつらい感情について聴く，聴いてほしいと思ってもらえる関係を維持する，それしかないかもしれませんね．【西川】

意思決定支援用紙

患 者 背 景

氏名：Kさん	病名：アルツハイマー型認知症，心不全
年齢：90歳　性別：男性	これまでの生活・医療：要介護4

家族構成

1人暮らし．1年前より長女が夜だけ泊まりにきて介護している．娘は精神疾患を患っている（本人は認めていない）．キーパーソンは長女．ほかに協力できる家族はいない．

2～3年前より自宅での生活や排泄ができなくなり，デイサービスを利用．長女は一生懸命介護をしているようすだがカッとなると手が出て，虐待疑いで保護されたこともあった．今まで通っていたデイサービスは長女が不信感を抱き，通うのをやめた．本人は自分の意志は表現できるが，日常生活動作はほとんどできなくなっていた．

本人の意思

過　去	現　在	未　来
根っからの仕事人間で，家庭も顧みず働いていた．そのため家族で出かけたことなどもなく，長女はいつも寂しい思いをしていた．本人は亭主関白で厳格な性格であった．関西出身．妻を10年前に亡くされている．その際も長女とトラブルになった．	認知症になってからは人が変わったように弱気で長女に依存するような言動が多い．しかし自分の意志を伝える時はしっかり伝えられる．「自分はもう十分生きたからこのまま自然な形で逝きたい」と何度も言われる．食べることが大好きで，美味しい物を食べることが今の楽しみと素敵な笑顔で言われる．	もう十分生きたから自然に逝きたい．病院も行きたくない．もしもの時は家で楽に逝きたい．

現在の生活・医療の状況 / 家族の意向

現在の生活・医療の状況	家族の意向
デイ職員：デイサービスでの生活は落ちつかれていたが，心不全の症状が強く出てきていた．そのため少し動くだけでチアノーゼが出ていた．病院受診するが娘が薬を拒否するため適切な治療ができない．本人はできれば病院に行きたくないし，このまま楽になりたいと毎日言っている．心不全治療のために薬の服用を勧めるが長女は乗り気ではない．このままだと本人はつらい状態が続くと伝えるも納得せず．	心不全で状態が悪化していることは理解しており「父が死んでしまうかもしれない．どうしたらいいのか」と混乱し大きな声を出すことがあった．ケアマネジャーと治療を勧めるが，そこは納得されない．以前誤薬があり信用できないという理由があった．「父はこのまま楽になりたいと言っているが，死んだら困る．どんな方法でも生きていてほしい．息をしていれば生きている証拠だからどんな形でも生きていてほしい」と話される．そう思うなら治療をするよう何度も話をするが聞き入れない．

支援のポイント

長女はできるだけ自宅で自分が介護したい．本人も長女に近くにいてほしいと思っている．しかし長女の介護負担もあり，ストレスが溜まると手をあげてしまうことがある．そのためデイサービスにできるだけ通所し，介護負担の軽減を図る．それに関しては長女もそうしてほしいと言っている．心不全に対しての治療も本人がつらい思いはしたくないと言っていることをケアマネジャーやデイ職員からも長女に伝える．病院受診時にケアマネジャーが同行し薬の安全性などを医師から話してもらうよう伝える．

合意形成に向けた具体的アプローチ・結果

ケアマネジャーが受診時は同行し，どう治療するべきかを聞き，そのことを娘に伝え続けた．地域ケア会議を開催し民生委員にも協力をとりつけた．デイサービスでは状態観察をしっかり行い，何か特に変わったことがあれば受診を促した．心不全の治療薬は処方されていたが，家では飲んでいる形跡がなく，長女は「こんな薬を飲んだら父が死ぬかもしれない」とずっと言っていた．チームでケアをしていく方向で動いていく中で，もしもの時Kさんは家で最期を迎えたいと言われていたがどうするかの話を長女としても，「父はまだ死なない，何があってもまだ生きてもらう，死ぬはずがない」と大声で怒り出してしまうこともあった．それでも薬の服薬は拒否し続けている中，自宅で急変し緊急搬送され，延命治療を長女が望み延命治療が開始された．その1週間後に吸引中に吐血され病院で永眠された．

5 長年DVを受けてきた女性が医療上の最善よりも自由を選択した事例

年齢：88	場：在宅	時間：月単位	本人の現在意思：あり	代理意思決定者：明確／不要
対立（人）：本人／支援者，支援者間，家族／支援者		対立（事項）：生活場所，救急搬送	倫理的課題：自律，無危害，善行，公平	

概　要

Iさん　88歳　女性　生活保護受給中　要介護2

［病名］　糖尿病，慢性心不全

［経過］

8年前に夫の他界後は独居．生活保護を受給し生活．長年，夫からのDVに苦しんできた．5年前より要介護状態．気ままな独居生活を楽しんでいる反面，夜間に起こる息苦しさから救急搬送を繰り返すが，異常は認められず，毎回，心因性の呼吸困難と診断される．2年前に高血糖により自宅で転倒，左大腿骨転子部骨折で入院手術．リハビリテーションを経て，在宅復帰した．

［サービス］

訪問看護，デイサービス，訪問介護，福祉用具貸与

［家族構成］

独居．長男，長女，次女は他市に住んでいる．キーパーソンは次女（夫が肺がん治療中），長女は週1度訪問．

本人・家族の意思と，介護・医療提供者の判断

本人の意思

過去：苦しい生活ながらも3人の子どもを育て上げた．自分に何かあった時のことを子どもたちと話し合ったことはない．そんなことを話し合う心の余裕もなかった．末っ子の次女との関係はとても強く，信頼している．

現在：長年にわたり夫のDVを受けてきた．ずっと夫の目や顔色をうかがう生活だった．現在の独居の生活が，一番幸せ．誰にも気を使わなくていい生活を80代でやっと手に入れた．朝起きて死んでいてもそれでいい．1人という不安もあるけど，娘にも生活があるから，自分の夫が大切なのは当たり前．何かあっても，延命はしたくない．何かあれば，次女に任せたい．

未来：介護サービスを受けながら，この先も独居でいたい．娘には娘の生活がある．もし，自分の状態が悪くなって，娘が施設へ入れと言えば，入るつもりでいる．

介護・医療提供者の判断

訪問看護師：服薬管理をしなければ，再び高血糖になる可能性が高い．同居をすれば，病気の

早期発見にもなり，緊急時にも対応できる．本人を思うのであれば同居が望ましい．

主治医：母親を大切と言っているのになぜ同居しないのか，生活保護の受給は妥当なのか，疑問．母親が心配なら同居をするべきで，無理なら施設入所を検討すべき．本人が1人で逝く覚悟があるのなら，救急車は呼ぶべきではない．医療資源も有限であることを，認識をさせるべき．

介護職：今後，本人の食生活の支援がなければ，高血糖と転倒を繰り返す可能性がある．服薬管理や病気の早期発見の重要性も理解できるが，独居を望む，本人の気持ちにも寄り添うべきだ．

家族の意向

　母の独居がいいという気持ちを尊重したい．本当は，同居でもいいのかもしれないが，自分の夫が肺がん治療中でもあり，母と同居となると，自分自身が疲弊するのではないか，不安も大きい．母には申し訳ないが，夫は大切な存在であり，夫を優先したい．それと同時に，母をしっかり支えてあげられないことが，つらくて悔しい．色々な気持ちが入り混じる．

支援のポイント

　病気の早期発見と緊急時の対応，確実な内服管理を考慮すると，同居が望ましいという，訪問看護師・主治医の考えも理解できる．しかし，訪問看護師・主治医の「何でもかんでもタダでサービスを受けられると思わない方がいい」「本人の気持ちというが，どれだけの人が本人の気持ちに振り回されていると思っている？」という発言に対し，他職種より疑問の声もあった（本人の気持ちに寄り添うことは当然，尊重したいなど）．

　本人の過去のDVの経験や今が一番幸せと感じている思いを考えると，医療職の話す内容が本人の生活の中の最優先すべき項目ではないことがわかってきた．本人の人生の物語や価値観を一緒に共有する姿勢で家族と話し合った．また，娘の母を支えてあげられていないという気持ちを肯定し，その思いはみな理解している旨を伝えた．医療面と本人・家族の思いを，いいとこ取りできる支援はないか考えた．

サービス担当者会議での意見

① 本人の意思を尊重するために，まずは，独居を続ける方向で検討すべきだろう．
② 呼吸困難の早期発見も大事なので，緊急時の連絡体制を整える必要がある．
③ 主治医を変更し，訪問看護を中止．その代わり，本人と次女との関わりを強化した方がよいのではないか．

具体的な実践

　本人・家族の主治医と訪問看護師に対する不信感が強く，主治医の変更と訪問看護師の中止を希望された．その希望を尊重し，独居を続けることを選んだ．服薬管理（お薬カレンダーへのセット）を次女にできるか依頼した．快く引き受けて下さり，毎週次女がセットすることにした．日曜日以外は，介護サービスを導入し，ヘルパーやデイサービスのスタッフに内服チェックを依頼．本人の体調不良時など常に情報共有ができるよう，本人の検査データ等の書類などは1つのファイルへまとめ，保管場所を決め，見える化した．

緊急時には，本人が娘に電話をすることを共有した．しかし，それが難しい状況もあるかもしれない．それでも，本人はそのまま最期を迎えてもよいと覚悟しているのだから，仮に最期になっても，本人の意思を尊重することになる，という気持ちを，次女，多職種で共有した．本人・家族も安心しその後は救急搬送されていない．

考 察

独居を続けたいというIさん本人の意思と，同居をした方が医学的によいと判断した主治医や訪問看護師の判断が対立し，家族・多職種間で，何が本人にとって大切なのか，時間をかけて話し合った．本人の口から語られた，DVを受けた経験を含めた人生の物語を聴く中で，本人にとっての最善は，独居の継続だろうという考えに固まった．本人にとっての最善を考える時，人生の物語や価値観を共有することで，深く理解できる．

（大城　京子）

医療者は，独居であることでどのようなケアが難しいと考えられたのでしょうか．心不全が悪化したり血糖コントロールが不良になることで起こる症状やリスクはどのように説明があったのでしょうか．本人の意思を中心に，医療サイドの最善と介護サイドの最善を整理しながら合意形成していくプロセスの難しさを考えさせられました．そしてそのプロセスにおいて，本人の今までの人生（物語）が大きく影響を与えることになるのだろうと考えました．【清水】

この事例では，医療者の目からみた時，同居をすすめることが，最善のケア提案のように思われましたが，介護職の目からみた時，本人の意思，本人の人生の物語を踏まえるならば，一人暮らし（独居）こそが，様々な問題を抱えつつも，本人にとっての最善のケアの提案だろう，そのような結論にいたりましたね．本人にとっての最善は，何によって決まるのか，示唆に富んだ事例ですね．【西川】

意思決定支援用紙

<table>
<tr><td colspan="4" align="center">患 者 背 景</td></tr>
<tr><td colspan="2">氏名：Ｉさん</td><td colspan="2">病名：糖尿病，慢性心不全</td></tr>
<tr><td>年齢：88歳</td><td>性別：女性</td><td colspan="2">これまでの生活・医療：要介護2</td></tr>
<tr><td colspan="2">家族構成

独居．生活保護受給中．長男，長女，次女は他市に住んでいる．
キーパーソン：次女（夫が肺がん治療中）
長女は週1度訪問．</td><td colspan="2">8年前に夫の他界後は独居．生活保護を受給し生活．長年，夫からのDVに苦しんできた．5年前より要介護状態．夜間の息苦しさから救急搬送を繰り返すが，異常は認められず，心因性の呼吸困難と診断される．2年前に高血糖により自宅で転倒，左大腿骨転子部骨折で手術．サービス：訪問看護，デイサービス，訪問介護，福祉用具貸与．</td></tr>
</table>

本人の意思

過　去	現　在	未　来
苦しい生活ながらも3人の子どもを育て上げた．何かあった時のことを子どもたちと話し合ったことはない．末っ子の次女との関係はとても強く，信頼している．	長年にわたり夫のDVを受けてきた．ずっと夫の目や顔色をうかがう生活だった．人の顔色をうかがうような生活はしたくない．現在の独居の生活が，一番幸せ．誰にも気を使わなくていい生活をやっと手に入れた．朝起きて死んでいてもそれでいい．不安もあるけど，娘にも生活があるから，自分の夫が大切なのは当たり前．何かあっても，延命はしない．全て次女に任せる．	介護サービスを受けながら，この先も独居でいたい．娘には娘の生活がある．もし，自分の状態が悪くなって，娘が施設へ入れと言えば，入るつもりでいる．

現在の生活・医療の状況	家族の意向
訪看：服薬管理をしなければ，再び高血糖になる可能性が高い．同居をすれば，病気の早期発見にもなり，緊急時にも対応できる．同居が望ましい． **主治医**：母親を大切と言っているのになぜ同居しないのか，生活保護の受給は妥当なのか，疑問．心配なら同居をするべきで，無理なら施設入所を検討すべき．1人で逝く覚悟があるのなら，救急車は呼ぶべきではない．医療資源も有限であることを，認識をさせるべき． **介護**：今後，本人の食生活の支援がなければ，高血糖と転倒を繰り返す可能性がある．独居を望む，本人の気持ちにも寄り添うべきだ．	母の気持ちを尊重したい．本当は，同居でもいいのかもしれないが，自分の夫が肺がん治療中でもあり，母と同居となると，自分自身が疲弊するのではないか，不安も大きい．正直，夫が大切なので，夫を優先したい．母をしっかり支えてあげられないことが，つらくて悔しい．

支援のポイント

病気の早期発見と緊急時の対応，確実な内服管理を考慮すると，同居が望ましいという，訪問看護・主治医の考えも理解できる．しかし，訪問看護・主治医の「何でもかんでもタダでサービスを受けられると思わない方がいい」「本人の気持ちというが，どれだけの人が本人の気持ちに振り回されていると思っている？」という発言に対し，他職種より疑問の声もあった（本人の気持ちに寄り添うことは当然など）．本人の過去のDVの経験や今が一番幸せと感じている思いを考えると，医療職の話す内容が本人の生活の中の最優先すべき項目ではないことがわかってきた．本人の人生の物語や価値観を一緒に共有する姿勢で家族と話し合った．また，娘さんの母を支えてあげられていないという気持ちを肯定し，その思いはみな理解している旨を伝えた．医療面と本人・家族の思いを，いいとこ取りできる支援はないか考えた．

合意形成に向けた具体的アプローチ・結果

本人・家族の主治医と訪問看護に対する不信感が強く，主治医の変更と訪問看護の中止を希望された．その希望を尊重し，独居を続けることを選んだ．服薬管理（お薬カレンダーへのセット）を次女に依頼した．快く引き受けて下さり，毎週次女がセットすることにした．日曜日以外は，介護サービスを導入し，ヘルパーやデイサービスのスタッフに内服チェックを依頼した．本人の体調不良時など常に情報共有ができるよう，本人の検査データの書類などは1つのファイルへまとめ，保管場所を決め見える化した．緊急時には，本人が娘に電話をすることを共有した．しかし，それが難しい状況もあるかもしれない．それでも，本人はそのまま最期を迎えてもよいと覚悟しているのだから，仮に最期になっても，本人の意思を尊重することになる，という気持ちを，次女，多職種で共有した．本人・家族も安心しその後は救急搬送されていない．

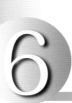

家族や支援者はより多くの支援が必要と考えていたが，本人と主介護者は必要性を感じていなかった認知症患者

年齢：86	場：在宅	時間：月単位	本人の現在意思：あり	代理意思決定者：明確／必要
対立（人）：本人／家族，本人／支援者，家族間，家族／支援者		対立（事項）：介護負担，生活場所	倫理的課題：自律，無危害，善行	

概　要

K さん　86 歳　男性　要介護 1

［病名］　現在の主疾患不明

［経過］

今まで大病をしたことがない．1 年前に肺炎で半月ほど入院．入院中に ADL の低下がみられ妻が介護申請をし，要介護 1 と認定．筋力の低下に加え，認知機能も低下．うまく歩けないことから外出を拒否するようになった．その頃より，急激に物忘れが進行．猜疑心が強くなり，家族以外の人と関わることを嫌うようになる．介護サービス，受診，全てを拒否する期間が 2 か月続く．1 日中テレビを見て過ごし，被害妄想や転倒を繰り返すようになった．妻への暴言もある．

［サービス］

訪問看護，訪問診療，福祉用具貸与

［家族構成］

妻と 2 人暮らし．他市に長男家族が住む．次男家族は他県に在住．

キーパーソンは妻．家族関係は良好．

本人・家族の意思と，介護・医療提供者の判断

本人の意思

過去：関西出身．材木屋を経営．結婚し，2 人の息子をもうけるが，経営がうまくいかず，転職．妻には迷惑をかけた．亭主関白．もしもの時について，話したこと・考えたことはない．病気をしないことが自慢だった．病院・薬が嫌い．

現在：妻がいなければ不安で仕方がない．「年を取れば，これが当たり前なんや．みんなこうやって死んでいく．この年になって，運動なんてしたって何になる？よくなるはずないんや．無駄や」が口癖になっている．動かない体にいらつき，妻に八つ当たりする．延命についての意思は不明だが，「長生きはしたくない，このままあの世にいきたい」とよく口にする．

未来：妻との生活を望むだろう．知らない所へは，行きたくないに違いない．妻のいない場所へは行かないだろう．

介護・医療提供者の判断

ケアマネジャー：このままの生活が続けば，さらなる ADL の低下，認知機能の低下は否めない．妻への暴言なども出現していることから，妻の介護負担も増えている．第三者が関わる場を提供したい．本人の苦しみを理解することも必要．

主治医：受診の拒否があり，認知症という診断はつけられないが，医学的には BPSD だと思われる．認知症の専門医のいる，適切な医療機関への受診を勧める（検査のできる病院であればどこでもよいが）．できる限り，他者との関わりをもつことが必要．

訪問看護師：他者との関わりや，妻の介護負担軽減のためにも，デイサービスやショートステイ等の外出するサービスを導入した方がよいのではないか？認知症（断定はできないが）という病気に対する，家族の理解も必要．

福祉用具：起居動作が困難になっており，転倒も繰り返しているので，適切な福祉用具の使用と環境整備が必要．

家族の意向

長男家族：母親のことを考えると，父親をショートに預けて，少しの間でも離れた方がいいのではないか？介護の大変さは嫁の親で理解している．"歩けなくならないためにも" リハビリをもっとした方がいいと思う．もし，このまま歩けなくなった場合，施設入所した方が母親も負担は少ないと思う．入所の手続きはいつ始めたらいいのか？

妻：昔から手のかかる人だった．何度も離れようと思った．でも，この人（夫）は私を必要としている．色々なことがわからなくなって，できなくなってきているけれど，私はこのまま状態が悪化しても，それはそれでいいと思っている．お父さんが気持ちよく過ごせる環境を作ってあげたい．お父さんがいるから，外に出歩けなくて窮屈とか，つらいとか，1 度も思ったことはない．毎朝，散歩に出る私にいつも，「お母さん，痴漢に気をつけるんだぞ」と，声をかけてくれる．もうそんな年じゃないのに（笑）家にいても自分の遊びは自分で作ることができるから，私は，お父さんと一緒にいたい．お父さんの病気が悪くなることに何の抵抗もない．

支援のポイント

　受診を拒否しており，状態に対する医学的な確定診断に至っていないので，適切な医療機関への受診を提案した主治医の考えや，家族以外の人との関わりの重要性も理解できる．妻の介護負担の軽減にポイントを絞った話し合いになってしまい，医療・ケアチームと長男家族らの考えと，妻の気持ちには大きな違いがあることがわかった．目の前の状況のみにとらわれ，本人や妻の気持ちを置き去りにしているのではないか？という，共通認識が生まれた．妻は，何も困っていなかった．妻といつまでも一緒にいたいという本人の意思と，それを支える妻の気持ちにずれはない．

サービス担当者会議での意見

① 本人の意思を尊重するために，通所サービスやショートステイなどのサービスは控えた方がよいだろう．

② 家族以外の人との関わりも重要なので，自宅への訪問看護に限っては，本人が受け入れているので，このまま継続が望ましい．

③ 物忘れなどに対する家族の理解や家族間での協力体制の強化も必要．

具体的な実践

　家族や，やっと慣れた現サービススタッフ以外への不信感や猜疑心があるため，通所系のサービスの提案はやめた．選択肢は色々あるが，あくまでも，本人や代弁者である妻に選択してもらうことが基本ということをチームや家族で共有した．そのため，現在利用している，訪問診療，訪問看護，福祉用具のみを利用していくこととした．認知症という診断はないが，認知症に対する冊子を配布したり，関わり方などを，妻や家族に丁寧に説明した．また，困ったことや負担が増えた時などは，いつでもサポートする体制であることを伝えた．

　その後，妻の関わり方が変わったことで，本人の感情が穏やかになり，「病院へ行きたい」と話し，専門機関への受診へつながった．

考　察

　目の前の現状や環境・介護負担・病状ばかりに注目してしまい，意思決定支援で中心である本人の意思，そしてそれを尊重する妻の気持ちを置き去りにしてしまった．家族も交え，どの様な状況が，本人や妻にとっての最善であるか，多職種でじっくり話し合ったことで，夫婦の思いを確認できた．私たちが見ているものが全てではなく，常に相手の価値観を尊重し，選択肢は相手にあることを再確認して，支援にあたることができた．医療・ケアチームは，自分たちの価値観や選択を押しつけるのではなく，相手が穏やかになれること，それが相手の最善であり，医療ケアチームのゴールである．

（大城　京子）

　目の前の状況が大変であれば，介護サービスで何とかしたいと思いがちですが，本人の環境因子である妻への働きかけによって，本人の変化を上手に引き出せたと思いました．今後体調の変化などにより，ADL の更なる低下も考えられます．先々どこで最期を迎えたい（迎えさせたい）のか，ACP がこれからも続いていくことが予想されます．まさしく，プロセスの一コマを見事に抜き出した事例だと思います．【清水】

　意思決定支援に不可欠である本人や重要他者である妻の価値観をもとに支援することが大前提と理解しながらも，それを多職種で共有し，実践していくことの難しさが示されている事例です．まずは本人とそれを支える妻の思いに丁寧に寄り添えるか．また医療ケアチームによる押しつけない支援が，最も自然で苦痛のない環境や状態である「穏やかさ」を作り出すことにつながりました．【原沢】

意思決定支援用紙

患 者 背 景

氏名：K さん		病名：主疾患不明
年齢：86 歳	性別：男性	これまでの生活・医療：要介護 1

家族構成

妻と 2 人暮らし．他市に長男が住む．次男家族は他県に在住．
キーパーソンは妻．家族関係は良好．

これまでの生活・医療：要介護 1

今まで大病をしたことがない．1 年前に肺炎で入院．入院中に ADL の低下がみられ妻が介護申請．要介護 1 と認定．筋力の低下に加え，認知機能も低下．うまく歩けないことから外出を拒否するようになる．その頃より，急激に物忘れが進行．猜疑心が強くなり，家族以外の人と関わることを嫌うようになる．介護サービス，受診，全てを拒否する期間が 2 か月続く．1 日中テレビを見て過ごし，被害妄想や転倒を繰り返すようになった．妻への暴言もある．

本人の意思

過 去	現 在	未 来
関西出身．材木屋を経営．結婚し，2 人の息子をもうけるが，経営がうまくいかず，転職．妻には迷惑をかけた．亭主関白．もしもの時について，話したこと・考えたことはない．病気をしないことが自慢だった．病院・薬が嫌い．	妻がいなければ不安で仕方がない．「年を取れば，これが当たり前なんや．みんなこうやって死んでいく．この年になって，運動なんてしたって何になる？よくなるはずないんや．無駄や」が口癖．動かない体にいらつき，妻に八つ当たりする．延命についての意思は不明だが，「長生きはしたくない，このままあの世にいきたい」とよく口にする．	妻との生活を望むだろう．知らない所へは，行きたくないに違いない．妻のいない場所へは行かないだろう．

現在の生活・医療の状況	家族の意向
ケアマネ：この生活が続けば，更なる ADL の低下，認知機能の低下は否めない．妻への暴言なども出現していることから，妻の介護負担も増えている．本人の苦しみを理解することも必要． **主治医**：受診の拒否があり，認知症という診断はつけられないが，医学的には BPSD だと思われる．認知症の専門医のいる，適切な医療機関への受診を勧める． **訪看**：他者との関わりや，妻の介護負担軽減のためにも，デイサービスやショートステイ等の外出するサービスを導入した方がよいのではないか？	**長男家族**：母親のことを考えると，父親をショートに預けて，少しの間でも離れた方がいいのではないか？リハビリをもっとした方がいいと思う．歩けなくなった場合，施設入所した方が母親も負担は少ないと思う． **妻**：色々なことがわからなくなって，できなくなってきているけれど，私はこのまま状態が悪化しても，それはそれでいいと思っている．お父さんが気持ちよく過ごせる環境を作ってあげたい．私は，お父さんと一緒にいたい．悪くなることに何の抵抗もない．

支援のポイント

受診を拒否しているので，状態に対する医学的な確定診断に至っていないので，適切な医療機関への受診を提案した主治医の考えや，家族以外の人との関わりの重要性も理解できる．妻の介護負担の軽減にポイントを絞った話し合いになってしまい，医療・ケアチームと長男家族らの考えと，妻の気持ちには大きな違いがあることがわかった．目の前の状況のみにとらわれ，本人や妻の気持ちを置き去りにしているのではないか？という，共通認識が生まれた．妻は，何も困っていなかった．妻といつまでも一緒にいたいという本人の意思と，それを支える妻の気持ちにずれはない．

合意形成に向けた具体的アプローチ・結果

家族や，やっと慣れた現サービススタッフ以外への不信感や猜疑心があるため，通所系のサービスの提案はやめた．選択肢は色々あるが，あくまでも，本人・妻に選択してもらうことが基本ということをチームや家族で共有した．なので，現在利用している，訪問診療，訪問看護，福祉用具のみを利用していくこととした．認知症という診断はないが，認知症に対する冊子を配布したり，関わり方などを，妻や家族に丁寧に説明した．また，困ったことや負担が増えた時などは，いつでもサポートする体制であることを伝えた．私たちが見ているものが全てではなく，常に相手の価値観を尊重し，選択肢は相手にあることを再確認し，支援にあたった．妻の関わり方が変わったことで，本人の感情が穏やかになり，「病院へ行きたい」と話し，専門機関への受診へつながった．

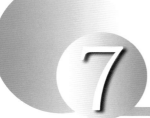

息子に負担をかけず独居を続けたいが経済的に余裕がなく介護職がボランティアで支えざるを得ない女性の支援

年齢：85	場：在宅	時間：年単位	本人の現在意思：あり	代理意思決定者：明確／必要
対立（人）：支援者間，家族／支援者		対立（事項）：生活場所，その他	倫理的課題：自律，善行，無危害	

概　要

M さん　85 歳　女性　要介護 2

［病名］　アルツハイマー型認知症

［経過］　夫が亡くなった数年後から物忘れが目立ってきた．近隣に住む長男夫婦が今後の面倒をみるということで，次男は財産放棄をし，結婚時に婿養子となる．しかし，長男夫婦は全く面倒をみず，連絡も取れなくなった．次男が仕事の合間に様子を見ては対応をしているが，婿養子という立場もあり，気がかりではあってもあまり積極的に介入できていない．デイサービスと訪問介護の連携で何とか生活が保たれているが，足腰の衰え・認知症の進行は顕著である．本人は，このまま住み慣れた場所での生活をしていきたいとの意思をもっている．

【サービス】　デイサービス週 2 回，訪問介護週 3 回

［家族構成］　夫の他界後，独居．次男が車で 30 分程のところで生活．長男夫婦とは連絡が取れない．

本人・家族の意思と，介護・医療提供者の判断

本人の意思

過去：自営業の夫を献身的に支える妻であった．常に一緒だった夫が他界した頃から，物忘れがひどくなった．散歩が大好きで，朝夕の日課となっていた．自宅に戻れない程ではないが，近所の方との会話が成り立たないこともあった．次男が母親の物忘れに気づき，受診．昔から長男よりも次男に対して思い入れのあった様子．

現在：デイサービスへ週 2 回，訪問介護が週 3 回．1 週間に 1 度は次男が訪問．デイサービスは大好きで，次男にも感謝している．金銭面の問題と自宅で自由な生活を送りたいことを理由に，施設入所は望んでいない．1 人で散歩中に転倒し，左手を骨折したあたりから認知症・下肢筋力の衰えが目立ってくる．次男には迷惑をかけたくないが口癖で，「はやく死にたい」の書き置きがごみ箱から見つかる．

未来：認知機能，体力共には今後も衰えていくだろうが，次男に金銭的負担をかけることなく，できる限り自宅での生活を続けていくことを望むだろう．

医療・介護提供者の判断

病院医師：認知症の進行は緩やかで，体重の増減も少ない．服薬環境はしっかり整えることができているようなので，当面は現状のまま独居見守り対応でよいだろう．

行政：当面は現状のままでよいだろう．

ケアマネジャー：現状のケアプランを続行せざるを得ないだろう．

デイサービス，訪問介護：介護保険以外の対応を行わざる得ないことも多く，毎回不安を抱えながら対応している．

家族の意向

次男：母の意向を最優先したい．また，年金だけでの入所は難しく，婿養子の立場で，金銭面での援助は難しい．また，自らも義母を在宅で介護している立場であり，母には今のままの生活を送ってもらわないと困る．どこかのタイミングで，今の生活に区切りをつけないといけないと考えているが，今の状況ではどうすればいいかわからない．

長男：連絡がつかず不明．

支援のポイント

「このまま住み慣れた環境で生活をしていきたい．次男には迷惑をかけたくない」という本人の意思が周囲の関係者に伝えられ，支援チームも，本人の意思を尊重していく方向で関わってはいるが，現場では現在のケアプラン以上のことをせざるを得ない状況となっている．

支援者の中でも，直接的な関与が多いか少ないかによって現状の受け取り方が異なっており，ケアの実情を知らない支援者は「現状が保たれているならば」という側面でしか捉えておらず，現場の状況への理解に乏しい．

サービス担当者会議での意見

① 介護現場では，現状のまま，どこまで無理していかなければならないのか不安がある．

② 家族やケアマネジャーに相談しても，「これ以上支払いが多くなるのは…」と言われてしまう．

③ 介護や医療，行政の枠内だけでこの方の支援を続けるには限界があるのではないか．地域包括ケアシステムのモデルケースとして，地域にも協力をしてもらうような体制を構築できないだろうか．

具体的な実践

介護現場から呼びかけて地域の方々（町内会長・民生委員等）にも参加してもらい地域ケア会議を開催．本人の意向・現状を現場サイドから説明し，地域で協力してもらえることが何かないだろうか？と打診した．

その結果，民生委員の訪問，町内会としての定期的な見守り，外出時の積極的な声かけ，介護関係者（ケアマネ・デイサービス・訪問介護）とのコミュニケーションの充実を図るなど，前向きな提案が挙がってきた．さらに「地域包括ケアシステム 100 人会議」の中で，事例検討課題として挙げてもらい，「要介護 2・認知症・1 人暮らし」のモデルケースを町内会単位で真剣に考えてみようという流れになった．

現状の不安が少し取り除かれ，希望も見えてきた結果，携わる方々全てに笑顔が生まれ，本

人の「死にたい」というメモも見当たらなくなった.

考　察

　「介護保険や医療保険や生活保護費」「介護従事者や医療関係者や行政関係者」だけで考えていたため，過度な負担が一部に集中する状況が続き，先の見えない不安が全体を覆う結果しか見えてこなかった．しかし，地域の方々が関わることにより，「1人で暮らす」という選択肢に対して，幅が広がり明かりも見えてきた.

　地域にも不安は多い．しかし，今まで以上に「自分事」として捉える方々も増えてきている．また，年配者だけでなく，高齢の両親を支えなくてはならないという不安を抱えている世代も積極的に参加してくださる傾向にある．個人情報保護という観点が足枷になる場合もある中，あえてこの問題に対し多くの関係者が真摯に取り組んでくださった．今後も，いつ入所の選択をせざるを得なくなるかわからない状況ではあるが，本人の意思を最大限まで尊重する上で地域全体の功績は大きい.

（瀬口雄一郎）

　地域ケア会議に，地域の方々に参加いただいたことはとてもよかったと思います．地域へのACP展開の一歩となったのではないでしょうか．介護職の負担が大きすぎる支援は，公正や資源の配分が成り立たなくなるジレンマがあります．先の見えない不安や，地域での不安は具体的にどのようなことが挙がったのか，またどのように合意形成されていったのか，参考になりそうなので，もっと知りたいと思いました.【清水】

　この事例では，経済的にも裕福ではないため，そして，次男に迷惑をかけたくないため，施設ではなく一人暮らしを続けたいと思っている女性，しかし，金銭的問題があり，介護職が介護保険以外の対応を行わざるを得ない状況にあり，社会の配慮が必要な女性に対して，地域ぐるみで行うケアが描かれています．本人，次男，支援者間の意見の対立はありませんが，経済的問題を抱える認知症の方の意思を支えることは容易ではありません．本人らしさを社会全体で支える介護が展開されました.

【西川】

意思決定支援用紙

患 者 背 景

氏名：Mさん		病名：アルツハイマー型認知症
年齢：85歳	性別：女性	これまでの生活・医療：要介護2
家族構成 独居．長男夫婦とは連絡取れない．次男が車で30分程のところに居住している．		夫が亡くなった数年後から物忘れが目立ってきた．認知症を患いながら独居生活を送る．骨折後，下肢筋力の低下と認知症の進行が顕著であり，介護現場に負担が集中．

本人の意思

過　去	現　在	未　来
自営業の夫を献身的に支えてきた．夫が亡くなった後も日課の散歩は継続．このまま次男に迷惑をかけないで，住み慣れた自宅で過ごしていきたい．	骨折後，下肢筋力低下．散歩の頻度は減ったものの，たまに外出．デイサービスは楽しい．訪問介護のヘルパーとも関係良好．しかし，「早く死にたい」のメモを書いたりしている．	息子に迷惑をかけないで，この家で過ごしていきたい．

現在の生活・医療の状況	家族の意向
病院医師：認知症の進行は緩やかなので現状のままでよい．デイサービス（夕食まで対応・週2回）・訪問介護（60分・週3回）・受診（次男同行・3か月に1回）認知症の進行は緩やかであり，しかし，現在の状況を保つための介護側の介護保険外対応もあり，負担となっている．	次男：自分は婿養子のため，自由な時間も，可能な資金援助も限られている．金銭的にも母親の気持ちからしても，現状の生活を続けていかせたい．長男夫婦とは連絡が取れないので，自分ができる限り面倒をみていきたい．

支援のポイント

直接的な関与の頻度や密度によって，現状の受け取り方が異なる．「このまま住み慣れた環境で生活したい．次男には迷惑をかけたくない」という本人の意思に寄り添っていきたい気持ちは支援チームでも共有しているが，どこまで（いつまで）この現状を継続していくべきなのか？という不安がある．「いつもありがとうございます」と家族から言葉を投げかけられ，「よい事業所ですね」と医療関係者や行政関係者から声をいただけばいただくほど，不安は増している．医療・介護・行政の枠組みだけで，この方の支援を続けていくことには限界があるということで，「地域ケア会議」の提案を行った．

合意形成に向けた具体的アプローチ・結果

「地域ケア会議」での呼びかけにより，民生委員の訪問に加え，町内会としての定期的な見守り活動がスタート．関係者とのコミュニケーションも深まり，積極的に支援へ関わる方々が増え，負担が分散された．「地域包括ケアシステム」のモデルケース（要介護2・認知症・独居）として，事例検討課題に取り上げられたことで，地域全体が「自分事」として考える雰囲気が生まれた．年配者だけでなく，高齢の両親を抱える若い世代も積極的な参加がみられた．意思決定支援をサポートする輪が，「医療・介護」などの多職種連携から，地域へと幅の広がりを見せ，若い世代へつながる奥行きまでみることができたことは，ある意味大きな収穫とも言える結果となった．地域で支える「意思決定支援」が芽生えることで，「住み慣れた環境で生活したい．息子に迷惑をかけたくない」をかなえる最大限の支援体制が構築できた．

8 最低限の治療は受けてほしい家族や医療者と意見が対立している，積極的治療を一切拒否する冠攣縮性狭心症患者

年齢：85	場：在宅	時間：月単位	本人の現在意思：あり	代理意思決定者：明確／不要
対立（人）：本人／家族，本人／支援者		対立（事項）：救急搬送，医療処置・（延命）治療		倫理的課題：自律，無危害，善行

概　要

K さん　85 歳　女性

[病名]　冠攣縮性狭心症

[経過]　身体が弱く学校を休むことが多かったが，裕福な家庭に生まれ，苦労なく育つ．結婚後も親の支援を受け，夫の収入以上の生活を送る．65 歳で狭心症の発作を起こす．発症当初は薬が合わず発作を起こし，服薬しても長い時間苦しんだ．手術で発作の軽減が図れると医師から説明を受けるが，手術を拒否し，痛みを取る治療のみで現在まで経過している．年に数回発作を起こしており，その度に痛み止めの量を増やして対応している．痛みが軽減しても数日間は日常的動作が緩慢になる．

[サービス]　訪問診療（月 2 回），訪問看護（週 1 回），訪問介護（週 3 回），福祉用具（置き型手すり 2 点）

[家族構成]　同年代の夫（要介護 1）と 2 人暮らし．

1 人娘は結婚し他県在住．状況に応じ様子を見に来ている．

本人・家族の意思と，介護・医療提供者の判断

本人の意思

過去：心臓の手術を勧められた時は「人間はいずれ死ぬ．自然に任せ生きたい．もし今旅だったとしても後悔はないが，痛みはつらいので今後もこれを何度も繰り返すのであれば，痛みだけは取ってほしい」と希望し手術を受けなかった．認知機能が低下した頃から，幼少期の記憶が「大病をし自分は大人になるまで生きられないと思っていた」に変換された．

現在：発作を減らせる可能性のある薬は拒否しており，発作が起きそうな時や発作を起こした時などに痛み止めを服用することで対応している．痛みがなく歩けるうちは散歩したりデパートに買い物に行ったりしたいと話しているが，痛みが治まっても数日は精神面でも体力面でも低下が見られ，本人の望むような生活ができなくなりつつある．それでも「救急車は呼ばないでほしい．積極的治療はしない」と本人の意思は変わらない．

未来：発作を繰り返しており，体調悪化のリスクも高いため，本人が望む生活ができなくなっていく可能性がある．今後，入院をして痛みを軽減できる可能性があっても自宅で内服のみで

様子を見てほしい.

医療・介護提供者の判断

ケアマネジャー：積極的な治療を望まない本人の意思はずっと変わらないが，発作を減らせる可能性のある薬の服用すら拒否し，たびたび発作を起こして苦しんでいる本人を見守る家族のストレスは大きい.

医師：手術は本人が望まないのであればできないだろうし，希望したとしても今の体力で手術に耐えられるかも難しい. 以前，血流を確保し心臓の動きをよくする薬を処方したことがあるが，変な感じがするので飲みたくないと言われた. 今後は，発作を繰り返して徐々に寝たきりになる，急変する，どちらの可能性もある.

家族の意向

夫：本人の意思についても，本人に今後急変の可能性があることも理解できている.
ただ，今後寝たきりとなったらどうなるかについては，うまく想像できず，理解も進まない.

長女：本人の意思は理解しているが，発作を繰り返しているので，服薬など最低限の治療は受けてほしい.

支援のポイント

　発作時には痛みもあり，発作後は心身ともに機能低下が見られるが，どんな時でも発作を防ぐための積極的な治療や手術に関しては，一貫して本人は拒否している. 一方家族は，本人の希望は理解しているものの，本人が発作を繰り返す度に薬の増加や病院搬送を訴えている. 本人も家族の性格を理解しており，実際には薬を捨ててしまうことがあっても「薬は飲んだ」「体調も安定してきた」と本当の状況を話さないため，家族は助言が受け入れられたと思っている.

　夫婦ともに感情の起伏が激しく精神的に不安定なことが多い上に，積極的な治療は一切拒否する本人と，最低限の治療は受けてほしい家族の意向に乖離があるため，今後も引き続き本人の意思を尊重するためには，サポートが必要である.

サービス担当者会議での意見

① 発作を繰り返す本人を見守る家族のストレスも大きいと思われるので，家族の支援も大切だろう.

② 本人の意思はこれまで一貫しているが，今後も随時確認し，それを繰り返し家族に伝え，チームでも共有していくことが必要だろう.

③ 緊急時，夫がきちんと対応できるよう対応方法を整理しておく必要がある.

具体的な実践

　主治医，訪問看護師，ケアマネジャーがそれぞれの立場から本人に意思確認を行った. さらにその内容にずれがないか確認し，チームとして本人の意思の共有をはかった. 他県在住の長女にも，その帰省時などに医療従事者から今の身体状況，治療に関しての本人の希望などを繰り返し説明し，少しずつ理解してもらった. 発作を起こすことで家族が不安になり，本人の意思より家族の思いを優先してしまう可能性があるが，家族の不安な思いを理解し，本人の意思が

尊重されるように家族への説明をチームとして継続している.

考　察

　本人の意思が明確であっても，この事例のように本人に苦痛があったり，急変と長期戦どちらの可能性もあるような場合，見守る家族のストレスは大きい．支援者としては，本人の意思が変わらないかを折に触れ確認しつつ，それを最期まで支える支援が必要だろう．また，それを見守る家族への支援も欠かせないと考える.

（河原　佳子）

　本人の「発作で苦しんでも，望む生活ができなくても，何もしない」という強い意思をうかがい知ることができます．しかし，家族の抱える苦しむ姿を見るストレスも皮膚感覚で理解できます．本人の過去から一貫して積極的な治療を行わないという意思について，主治医・看護師・ケアマネジャーそれぞれの立場から確認し，それを共有したことは素晴らしいです．家族の気持ちへの共感と労いと，また，本人にとっての支えとなるものは何か？そこがわかれば，本人・家族への支援がさらに具体的になるかもしれません．【大城】

　可能な医療があっても本人がそれを望まないとき，関わる周囲の人々に「本当にこれでいいのか？」と葛藤が生じることも少なくありません．なぜ本人が拒否しているのか？理由を知ることがACPをする上で大事なことです．QOLを最大限保ちよい最期が迎えられるようにする“エンド・オブ・ライフの理念”を関わる周囲の人々が共有し，本人にとっての最善とは何か？を考え，納得した上でサポートできるとよいですね．【横江】

意思決定支援用紙

患者背景

氏名：Kさん		病名：冠攣縮性狭心症
年齢：85歳	性別：女性	これまでの生活・医療：
家族構成 夫（要介護1）と2人暮らし，他県に長女夫婦在住．キーパーソンは夫．夫婦関係，親子関係は複雑．		裕福な家庭に生まれ生活に困ることはなく育つ．65歳で狭心症の発作を起こす．当初は薬が合わず苦しんだ．手術で発作の軽減が図れると医師から説明を受けるが，手術を拒否し，痛みを取る治療のみで現在まで経過．年に数回発作を起こしており，その度に痛み止めで対応している．

本人の意思

過　去	現　在	未　来
心臓の手術を勧められた時は「自然に任せ生きたい．痛みはつらいので痛みだけは取ってほしい」と手術を受けなかった．緊急搬送された時も検査を拒否したことがある．認知機能が低下した頃から，幼少期の記憶が「大病をし自分は大人になるまで生きられないと思っていた」に変換された．	発作を繰り返し，そのつど薬にて対応．痛みがなく歩けるうちは散歩や買い物に出かけたい．いつどこで何があっても後悔しない，痛くなければそれだけでいい，入院しない．延命処置や入院拒否などの希望をそのつど関係者に伝えている．	身体機能の低下により，本人の望む生活ができなくなる可能性が高いが，治療に関して本人の意思は強い．今後，痛みが取れなくなった時，入院すれば痛みの軽減を図れるとしても自宅で服薬にて経過をみると思う．

現在の生活・医療の状況	家族の意向
ケアマネ：本人の意思はずっと変わらないが，たびたび発作を起こして苦しんでいる本人を見守る家族のストレスも大きい． **医師**：本人が望まない手術はできないし，希望しても今の体力では難しい．以前，血流を確保し心臓の動きをよくする薬を処方したが，飲みたくないと言われた．今後は，発作を繰り返して徐々に寝たきりになる，急変する，どちらの可能性もある．	**夫**：妻の希望を理解し，本人の望むようにしてほしいと思っているが，感情の起伏が激しく，本人の体調が悪い時などには，入院してほしいと言うことがある． **長女**：本人の希望は理解しているが，できる治療は受けてほしいと思っている．

支援のポイント

どんな状態のときでも，発作を防ぐための積極的な治療や手術に関しては，一貫して本人は拒否している．一方家族は，本人の希望は理解しているものの，本人が発作を繰り返す度に薬の増加や病院搬送を訴えている．夫婦ともに感情の起伏が激しく精神的に不安定なことが多い上に，積極的な治療は一切拒否する本人と，最低限の治療は受けてほしい家族の意向に乖離があるため，今後も引き続き本人の意思を尊重するためには，見守る家族を含めてサポートが必要である．

合意形成に向けた具体的アプローチ・結果

ケアマネジャーが主治医と看護師の訪問時に同席し，本人の意思確認を行った．長女には，帰省した時などに医療従事者から今の身体状況，治療に関しての本人の希望などの説明を繰り返し，少しずつ理解してもらった．発作を起こすことで家族が不安になり，本人の意思より家族の思いを優先してしまう可能性はあるが，本人の意思が優先されるよう家族の不安や思いを理解し，本人の意思が尊重されるように家族への説明や支援をチームとして継続している．

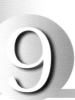

心筋梗塞による判断力低下時，精神障害のある家族との延命代理選択に苦慮したが，病状回復後に本人意向に沿ったケアができた事例

年齢：85	場：病院	時間：月単位	本人の現在意思：あり	代理意思決定者：不明確／必要
対立（人）：なし	対立（事項）：医療処置・（延命）治療，その他			倫理的課題：自律，無危害，善行，公平

概　要

Tさん　85歳　男性　要支援2

［病名］　狭心症，心筋梗塞，気胸，敗血症

［経過］　精神障害のある次女と2人暮らし．部屋は乱雑で，玄関から廊下は物を避けながら居間に入る状況．食事はお弁当やお惣菜であるが，食卓に置けるスペースがないため，床で摂取している．部屋は尿臭があり，入浴もされていない様子であるが，シャワー浴をしていると本人は言う．

　かかりつけ医より内服管理が心配であると相談があったが，訪問に対して拒否的であった．定期的に電話や訪問をしたが，公的サービスにはつながらず「通院や内服も自分でできている．まだ，人の世話になりたくない」と言われていた．

　認知機能の低下が見られており，内服管理状況の把握から，通所介護サービスにつながった．本人は通所介護を楽しみにしていたが，心筋梗塞を起こし入院となった．

［サービス］　通所介護

［家族構成］　障害をもつ次女と2人暮らし．妻は5年前に他界．県外に長女が住むも疎遠．

本人・家族の意思と，介護・医療提供者の判断

本人の意思

過去：「食べて寝ることはできているので，人の世話になりたくない」病院受診や内服管理はできている．お薬手帳を見ると受診は定期的にされているが，薬袋の日付が受診時とは異なり，指摘をすると「薬袋を入れ替えているだけです」と処方薬を明記したノートを力強く見せた．定期的な電話や訪問により，残薬があることがわかると「自分も少し忘れっぽくなってきている」と言う時もあった．

現在：入院後は，アイコンタクトや話しかけにうなずくことはできているが，意思の疎通ができているのかは不明．

未来：リハビリして動けるようになりたい，家に帰りたいと思っているのではないか．

介護・医療提供者の判断

主治医：心臓カテーテル手術を施行．CCUで酸素吸入・中心静脈栄養で経過観察中．病状が落ち着けば一般病棟に移す方針．危険な状態であり延命治療をするかしないか確認したい．次

女だけでなく，ほかの身内の意向を確認したい．家族が病院に集まったら病状説明を行う．

介護関係者：医師の判断で治癒の見込みがないのであれば自然に任せた方がよいのではないか．本人の年金で生活が成り立っているため，治療費や個室代等の金銭面が不安．

次女のために元気になってほしい．精神的不安定になっている次女の心の支援の継続．

次女が自立した生活ができるように，自立支援相談員と自宅を同行訪問し連携を図る．

自立支援相談員：次女の生活相談窓口の明確化．次女の区分申請済み．

医療連携室：入院前のような回復は期待できない．リハビリは開始している．車いすからの立ち上がりなど行っているが，1人では立位が不可能であり，他院へのリハビリ目的の転院か施設入所を考えている．次女にも伝えてある．

家族の意向

次女：早くよくなってほしい．父の口がきけなくなるような処置や苦しむような処置はしてほしくないが，心臓マッサージはおこなってほしい．

自宅でまた一緒に暮らしたい．父がいないとどうやって暮らしていけばいいか想像もつかない．

長女：手紙で，精神的に不安定な状態なので次女に任せたいと連絡が入る．

きょうだい：自然に任せたい．延命処置は希望せず最期の時に連絡してほしい．

支援のポイント

・本人の意向を確認し医療従事者に伝えていく．
・本人の状況を目の当たりにして精神的不安定になっている次女の心の支援を続けていく．
・次女が自立した生活ができるように自立支援相談員の協力を得る．
・本人のきょうだいの意向も再度聞き，今後の方針を話し合えるように支援する．

合意形成に向けた具体的なアプローチ・結果

　医師から延命治療をするかと問われた時は，「地域包括支援センターはそれを判断できる部署ではないことを伝えた」早急な判断が必要で，障害をもった次女にはできないと言われればそうかもしれないが，父親に対する気持ちは純粋で，助けたいという気持ちが強く感じられていた．

　次女が本人のきょうだいに連絡を取り，病状説明となった．医療連携室からの報告によると本人のきょうだい間の連絡調整は良好に感じられた．病棟カンファレンスへの参加を求めたが，きょうだい間で話し合った結果，最期の時に連絡がほしい，次女に任せるという意向であった．次女から本人の様子が毎日のようにセンターに報告され，ほかにも介護支援専門員や自立支援相談員に相談や報告をしていた．次女も誰かに報告することで精神的な安心感が得られていたのではないかと思われる．

　回復時には本人も「娘もよくやってくれている．人の世話になりたくないと思っていたけど，病院にいて，身の回りのことをやってもらうことで，施設でもよいと思うようになってきたよ．家に帰っても今の状態では何もできないから」と言われる．リハビリの意欲は高く，以前のように動けるようになってから退院したいと言われている．

　介護保険の変更申請を進め，本人と次女の意向を合わせて，医療依存度が高くても対応でき

る介護保険サービスの利用をすることで自宅退院となった.

考　察

　本人は自立心が強く周囲との関わりを拒んでいた.　訪問を重ね,　ようやく支援体制が整ってきた時の急性期意思決定支援は,　本人の意思がわからず,　以前,　本人が生活の中で発した言葉と福祉や医療関係者の助言,　家族の意向から考えていくことしかできず難しかった.　家族の毎日の報告を聞きながら,　本当にこれでよいのかと自分の中での葛藤もあった.　回復期では,　本人の意思を聞くことができ,　家族の意向も踏まえた意思決定支援となったと思われるが,　今後も本人の意思決定能力の低下は予想されるので,　意思決定支援は継続し,　現在の意思も変化があれば関係者間で共有していくことが大切と感じている.

（飯高真喜子）

　障害がある・なしではなく,　子が親を想う深く純粋な気持ちが伝わります.　精神障害をもつ人に代理決定は無理なのか？この事例のように,　迷い,　もがきながらも本人の思いや意思がわかっており,　本人に成り代わって判断ができれば,　代理決定者としてすでに適格だと感じます.　ただ,　本人の人生の物語やピース（気がかり・価値観）などをもう少し詳しく知ることができると,　本人の選好する理由や未来への希望も推測できたかもしれません.　今回のようなケースは,　今後増えると思われます.　このようなケースのときこそ,　日常からの ACP の力が発揮されるのだと再確認する事例です.【大城】

　事前に意思表明していたことと,　現実になり環境や状況の変化で,　本人の意思が変化することはよくあることです.　だからこそ,　何か起こったときに,　その都度話し合うことが必要です.　そのときに決定できなかったとしても,　時間の流れや周りの人々との関わりの中で本人の意向が固まっていくこともあります.　それこそが ACP ではないでしょうか.【横江】

意思決定支援用紙

<table>
<tr><td colspan="3" style="text-align:center">患 者 背 景</td></tr>
</table>

氏名：Tさん		病名：狭心症，心筋梗塞，気胸，敗血症
年齢：85歳	性別：男性	これまでの生活・医療：要支援2

家族構成	これまでの生活・医療（続き）
5年前に妻が他界．精神障害者保健福祉手帳2級をもつ次女と2人暮らし．長女は結婚して県外に住んでいるが，ほぼ絶縁状態で，ひきこもり傾向．本人のきょうだいは5人いるが疎遠となっている．	会社では役職に就かれ亭主関白であった．妻が他界してからは部屋は乱雑になっており，テーブルには物が置けずに，食事はお惣菜や弁当を床に置き，摂取している．洗濯や買い物は次女が行っている．通院は自分で公共機関を利用し，1人で行かれている．

<table><tr><td colspan="3" style="text-align:center">本人の意思</td></tr></table>

過去	現在	未来
生活はなんとかできている．人の世話になりたくない．通院や内服管理はできている．お薬手帳や自分で内服薬を明記したノートを見せる．胸が苦しい時は，ニトロを内服する．この頃，忘れっぽくなった．頼りたいけれど自分からは頼りたくないという気持ちも見受けられる．	CCUに入っているが，開眼やうなずくことはできる．発声はできなかったが，病状がやや落ち着き，ゼリーを経口摂取．	リハビリを繰り返し，施設より自宅で暮らしたいと思っているのではないか．

現在の生活・医療の状況	家族の意向
医師：病状がやや落ち着いた時点で経口摂取を試みるも気胸となり，胸腔ドレナージを行った．現在は病状が安定し一般病棟へ転室．敗血症のため点滴治療中．中心静脈栄養，酸素吸入（マスク，カニューレ）心臓マッサージ等の延命治療についての意思確認が必要である．	次女：父に早くよくなってほしい．自宅でまた一緒に暮らしたい．父がいないと自分ではどうしたらいいかわからないから不安． 長女：（手紙にて）精神的に不安定なので，次女に任せる． きょうだい：自然に任せたい．延命治療はしないで，亡くなった時に連絡してほしい．

<table><tr><td colspan="3" style="text-align:center">支援のポイント</td></tr></table>

Tさんの敗血症が改善しリハビリが再開されると，伝えたいことが伝えられるようになるので，本人の意思を確認する．
自立支援相談員と次女の精神的フォローをしながら，次女の意向や次女の今後の生活についても検討する．本人のきょうだいの意向も交えて，再度今後の方針を話し合えるよう支援する．

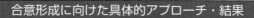

<table><tr><td colspan="3" style="text-align:center">合意形成に向けた具体的アプローチ・結果</td></tr></table>

医師から延命治療するかしないか問われた時は，地域包括支援センターはそれを判断できる部署ではないことを伝えた．早急な判断が必要で，障害をもった次女には判断できないと言われればそうかもしれないが，父親に対する気持ちは純粋で，助けたいという気持ちが強く感じられていた．本人のきょうだいに，次女から連絡し病状説明を行った．きょうだい間の連絡調整は良好に感じられた．カンファレンスに参加を求めたが，きょうだい間で話し合った結果，次女に任せ，最期の時に連絡がほしいという意向であった．次女から本人の様子は毎日のように報告があり，次女も誰かに報告することで精神的な安心感が得られていた様子であった．
面会時，敗血症にて酸素吸入や点滴治療は継続されていたが，本人と話すことができた．「娘もよくやってくれている．自分も人の世話になりたくないと思っていたが，身の回りのことをやってもらうことで，施設でもよいと思うようになってきた．家に帰っても今の状態では何もできないから」と言われる．その一方で，リハビリの意欲は高く，現在，車いすへの移乗も全介助であるが，動けるようになってから退院したいと言われている．
担当介護支援専門員より介護保険の変更申請を進めていたため，本人と次女の意向をあわせ，医療依存度が高くても対応できる介護保険サービスを利用することで自宅退院となった．

「お風呂に入りたい！」それだけなのに….往診医師と家族間に感覚のずれが生じ，医療放棄ではないかとされてしまった事例

年齢：85	場：在宅	時間：週単位	本人の現在意思：あり	代理意思決定者：明確／必要
対立（人）：本人／支援者，支援者間，家族／支援者		対立（事項）：介護負担，救急搬送		倫理的課題：善行，自律，無危害

概　要

H さん　85 歳　女性

[病名]　レビー小体型認知症

[経過]　認知症が急激に進み，近隣のかかりつけ医と相談し，入院を試みる．翌日，長女が見舞いに行くと，病室内の床にそのまま布団を敷かれた状態で寝ている母親を発見．その状況を見て，心情的に入院・施設入所は考えられず，在宅介護を選択．デイサービスでは，ほかの利用者との関係が上手く構築できず，スタッフルームで大半を過ごす．自立歩行ができなくなった頃から，入浴はシャワー浴が主となる．食事もあまり摂取できず，衰弱による体重減少が顕著で褥瘡も悪化している．終末期にさしかかりつつある中，往診医との意見の相違が多くなっている．

[サービス]　デイサービス

[家族構成]　早くに夫を亡くし，長女との 2 人暮らし．

本人・家族の意思と，介護・医療提供者の判断

本人の意思

過去：結婚当初より，夫の自営業を手伝う．男性社会の職場であったため，口調は荒くなったが，面倒見のよい性格．3 度の食事よりもお風呂が大好き．1 日に何度も入浴され，家族との温泉旅行も頻繁に出かけていた．

現在：入浴がシャワー浴のみになっている中で，「お風呂に入りたい！」という意思を，しっかりと自身の口から発している．下肢筋力も衰え，寝たきりの生活が続いている．食事は，長女の作るフレンチトーストしか食べない．水分摂取も満足とはいえない．幻聴・幻覚・被害妄想も頻繁．単語ではあるが，大きな声を発するため，通っているデイサービスではスタッフルームで支援している．

未来：現在利用中のデイサービスでは個別対応が難しいため，デイサービスを変更して，ゆったりと入浴したいという本人の希望をかなえたい．

介護・医療提供者の判断

デイサービス職員：褥瘡の悪化を防ぐため，清潔保持は必須であり，毎日処置を行う．栄養面の対応も必要で，栄養補助食品やハイカロリー食なども併用して改善を試みたい．

ケアマネジャー：訪問診療・訪問看護の頻度を増やして対応すべきである.

往診医：会議への参加や問い合わせへの返答がなく，不明.

家族の意向

長女：兎にも角にも「大好きなお風呂に入れてやりたい」「湯船にゆっくりつからせてあげたい」. 安心して預けることができるのなら，1日でもよいのでお泊まりをしてもらいたい. 長い在宅介護中，ずっと2人で生活しており，平日は自営業も営んでいるので，布団も干せていない. ゆっくりと買い物にも行けていないので，1日だけでもリフレッシュできたら嬉しい.

支援のポイント

往診医の会議参加や問い合わせへの返答がないため，医療・介護間の連携が取れていない. 家族も困惑気味であり，その問題解消が大きなポイントである.

サービス担当者会議での意見

① 医師から訪問看護への指示は褥瘡の処置のみとなっている. 体力的にも終末期に向かっている状況は顕著であるが，医療側の意見が聞けない状態であるため，最期をどこでどう迎えるかなどについての話ができていない.

② 現状ではケアマネジャーが中心となって，長女とデイサービス側の意見をまとめていくしかないだろう.

③ まずは「入浴：ゆっくりと浴槽につからせてあげたい」「レスパイト：家族負担の軽減・リフレッシュ」「看取り：自宅で最後まで面倒をみたい」という，本人と長女の意思を尊重した支援を最優先に考えていくことがベストであろう.

具体的な実践

開設したばかりの，小規模でお泊まりできるデイサービスへ移行. 抱っこしながらではあるが，ゆっくりと湯船につかることができ，「ありがとう！気持ちよいなぁ〜」と笑顔を見せるHさんの姿に長女も安堵の表情を浮かべた.

食事の提供も水分摂取も試行錯誤を繰り返し，微弱ながら体重も増加. 特に，入浴した日は，食事量・水分摂取量共に増えていた.

夜間，幻聴・幻覚による大声での発語があるので，Hさんのみの日を選び，お泊まりを敢行した. 長女は「日用品の買い物がゆっくりでき，久しぶりに布団も干せた」「夜，何年振りか？本当にゆっくり眠れた」と喜ばれていた.

往診医との連絡が密に取れない状況が続いたため，基幹病院の以前の主治医に相談. その日の午後，家族がデイサービスの面会中に呼吸をしなくなったHさんに気づき，救急車で基幹病院への搬送を依頼したが対応が難しく，ほかの総合病院へ搬送された. 死亡診断書で変死の扱いとなってしまったため，家族・デイサービス等へ警察が介入する結果となってしまった. また，往診日にお泊まりをさせ適切な医療を放棄したこと，急変時に往診医への連絡がなかったことに対し，虐待ケースとして挙げられていたことも判明した.

とはいえ，葬儀では長女が自慢気に「母親は幸せだった. 最後の1か月は，大好きなお風呂に何度もつかることができた」と参列者やご近所の方々に話をされていたのが，我々にとって

の救いである.

考　察

　本人・家族の意思を確認していても，医療・介護との連携がうまくいっていなかったため，後味の悪い結果となってしまった事例である.

　日々，どのような連携が必要か？シート等の周知がどの範囲まで必要か？どうやって周知を徹底するか？など，課題は山積であるが，まずは本人の意思を最優先するという根本的な考え方を根づかせる必要があると考える. 市民・専門職への普及活動を定期的に行い，いつでも誰もが「本人はどう考えているのか？」を意識して対応する社会を形成していきたい.

（瀬口雄一郎）

　「とにかく入浴」という，本人・家族の最優先の希望がかなえられたことは，とてもよかったですね. 本人・家族の感情が一緒であることは，支援者にとっても嬉しいことです. 一方で，各職種それぞれの意見がわかると事例がさらに具体的になると思いました. 筆者の言うように，現場サイドでの見えない大きな壁があるとするならば，それを取り払うためにも医療・介護連携は大きな課題であると同時に，往診医からはノーレスポンスであったとしても，情報を送り続けるくらいの度胸が私たちには必要ですね.【大城】

　この事例では，難しい病状の中，「ただお風呂に入りたい」，それをかなえることができました. 本人も家族も喜びました. 素晴らしいケアです. しかし，残念なことに，医療者の判断は，医療放棄，虐待と真逆にずれました. ずれの経験は，財産です. 各支援者が，どのような価値観をもち，どのようにHさんの状況を認識しており，どのようなケアを提案したいと思っていたのか，援助を言葉にできるとさらによいですね. お風呂，大事だあ.【西川】

意思決定支援用紙

患者背景

氏名：Hさん	病名：レビー小体型認知症
年齢：85歳　　性別：女性	**これまでの生活・医療**
家族構成 長女と2人暮らし（長女は未婚）	認知症が進行し，医師の勧めもあり入院．しかしながら，暴言・暴力・多動を理由に床へ布団を敷き，拘束された姿を見て，在宅での介護を選択．衰弱・褥瘡悪化のため，近隣の往診医・訪問看護サービスを併用．しかし，往診医との意見の相違が多発．不信感を抱きながらの在宅介護が続いていた．

本人の意思

過　去	現　在	未　来
結婚当初より，夫の自営業を手伝う．男性の中での職場のため，言葉使いも荒かった．外での仕事であったため，1日に何度もお風呂に入っていた．引退後も温泉めぐりが好きで，自宅での入浴にもこだわりがあった．	寝たきりの状態で，自宅での入浴はできないため，デイサービスでの入浴を希望している．暴言・暴力的な一面もあり，シャワー浴が大半．食事は，長女が作るフレンチトーストのみ．それ以外は，あまり摂取せず，はねのける行為もあった．水分は少量摂取．	ゆったりと湯船につかりたい．

現在の生活・医療の状況	家族の意向
自宅での入浴は無理．褥瘡の悪化を防ぐため，清潔保持は必要であり，自宅では清拭，デイサービスではシャワー浴でも構わない．栄養面も課題ではあるが，運動量も少ない（寝たきり：発語・つねるなどの行為のみ）ため，現状維持を目標とする．体重の減少・褥瘡の進行も考慮し，できれば，ハイカロリー食などの摂取も試みてほしい．	何よりもお風呂（温泉）が好きな母親であったため，湯船にゆっくりつからせたい．何年も母親の布団も干せていない，ゆっくりと買い物にもいけていないので，1泊だけでもよいから，安心して預けられるところを探したい．

支援のポイント

現在利用中のデイサービスでも策は尽くしていた．これ以上の支援は，体制的に難しい．小規模で個別対応ができ，お泊まりも可能なデイサービスを検討する．衰弱状況や褥瘡の状況をみても，最期が近づいていると思われるため，本人の意思をよく知る家族の意見を尊重し，「入浴：ゆっくりと浴槽につからせたい」「レスパイト：家族負担の軽減・リフレッシュ」「看取り：自宅で最後まで面倒を見たい」の3点を最優先事項とする．

合意形成に向けた具体的アプローチ・結果

開設したばかりの小規模でお泊まりのできるデイサービスへ移行．湯船に入水（抱っこしながら）する状況を家族も確認．「ありがとう！気持ちよいな〜」という感謝の言葉に一堂，感涙．食事の提供も試行錯誤しながら対応．1泊のお泊まりも1対1にて行い，長女からは，日用品の買い物・布団干し・熟睡といった日常を数年ぶりに過ごせたと連絡をいただく．しかし，急変時の対応を話し合った直後（基幹病院の元主治医にその報告をしている最中），急変．救急車で搬送する予定であった基幹病院に断られ，ほかの総合病院へ．死亡診断書上は変死扱いとなり，家族・デイサービス等への警察介入があった．後味の悪い結果となったが，葬儀の際に長女は，我々が関わることのできた最後の1か月を満足いくものとして周囲に語っていた．

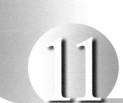

11 自宅で暮らしたい気持ちに整理をつけ，自宅生活を支援してくれた家族の事情を汲み，自ら施設入所を決断した男性

年齢：84	場：在宅	時間：月単位	本人の現在意思：あり	代理意思決定者：不明確／不要
対立（人）：本人／家族，本人／支援者，家族間		対立（事項）：生活場所，介護負担		倫理的課題：自律，公平

概　要

Kさん　84歳　男性　要介護4

[病名]　進行性核上性麻痺

[経過]　70代の頃は車を運転し，シルバー人材センターの仕事やスポーツなど，充実した在宅生活を送っていた．責任感が強く真面目なタイプであり，認知症の妻の見守り役を担っていた．

　80歳になり注意力が低下し，幾度も転倒するようになった．怪我をして受診を繰り返した結果，進行性核上性麻痺と診断された．運転や仕事，スポーツはできなくなり，運動に特化したデイサービスと訪問リハビリや歩行器を利用して生活動作の維持に努めていた．本人は妻の見守り役のつもりであったが，実際はその立場が逆転していた．デイサービスや訪問リハビリの訓練では思うようにならない苛立ちが顕著になった．家でも妻をはじめ家族に強くあたるようになった．

　強い望みでトイレ排泄を続けていたが，転倒の要因になっていた．運動特化のデイサービスと訪問リハビリを中止し，本人も合意の上で生活介護が主のデイサービスを月〜土曜日に利用するようになった．時を同じく，妻も別のデイサービスを月〜土曜日に利用するようにことが運ばれた．

[サービス]　デイサービス，福祉用具貸与

[家族構成]　同居…妻，長男，長男の妻．隣の市に在住…長女．自分の家族をもつ．キーパーソンは長男の妻．フルタイムで勤めている．立場が弱い．

本人・家族の意思と介護・医療提供者の判断

本人の意思

過去：仕事，水泳やジョギングを続けており，自分は健康である．一家の主の責任があり，また，認知症の妻や共働きの長男夫婦のためにも，家には自分が必要であると考えている．近い将来，自分が要介護状態になることは考えたことがない．

現在：病気のためにできないことや難しいことが増えたが，自分はしっかりしており，できることもある．勧められるので自分のためにデイサービスに通うが，認知症の妻を1人にはできない．妻が家にいる時は自分も家にいる必要がある．一家の主として，このまま家で暮らす．

未来：家での暮らしを続けたいが，そのための課題を直視できずにいる．具体的な話の場では沈黙する．

介護・医療提供者の判断

主治医：進行性の難病であり，度重なる転倒や怪我，妻の認知症や長男夫婦の仕事を考慮すると施設入所が適当である．

ケアマネジャー：絶えずの見守り，適宜の介護が必要．在宅希望をかなえたいが，サービスや費用に限界がある．そのために今以上に家族の協力が必要だが，家族の意向も大切にしたい．

デイサービス：転倒が増えないように，いらだちでなくモチベーションにつながるように生活訓練を提供したい．介護者不在の時間帯を減らすため，可能な限りサービス時間を長くする必要がある．この先のことを口にされたときは，意識的な会話と記録に努めたい．

家族の意向

長男の妻：この先は施設入所を望んでいる．仕事は辞めたくない．夫同様に朝は早く，帰りは遅い．自分より比較的時間のある長女が協力的でなく，腑に落ちない．

長男：この先は施設入所を望んでいる．仕事を辞めるわけにはいかない．忙しく休日出勤もある．

長女：別居であり，パートタイム勤務や家事，趣味活動があり常日頃の介護はできない．施設入所には賛成する．

支援のポイント

本人のプライドと責任感：「家族に迷惑をかけられないので自分で動こうとして転んでしまう」という本人の発言がある．施設入所したくない，排泄介助を受けたくない，家族の仕事や時間をこれ以上奪いたくない，妻の世話は夫の務めであるなどのプライドと責任感が垣間見られる．

妻の認知症：夫から離れるためか外に出ることがあるが，自宅が見える距離であり落ち着いたふるまいである．日常的に表情がよく，大きな支障となる BPSD は今のところない．この健康状態を維持することが等しく大切である．

長男夫婦，長女の暮らし：それぞれが自分の生活やキャリアを大切にしている．本人の意思を尊重したい気持もあるが，保身からその可能性を探るための具体的な話をしたことはない．

サービス担当者会議での意見

① ケアマネジャー　家族に迷惑をかけたくないのであれば，1人で動くのではなく転倒や怪我を減らす意識や工夫をするとよい．在宅生活を続けるためには，本人も含めて家族皆の協力が欠かせない．

② 福祉用具貸与　ポータブルトイレでの排泄で納得できないか．転びやすい動線を禁止にしてはどうか．

③ デイサービス　帰宅直前に排泄してもらい，その後帰宅する家族にバトンタッチしたい．転倒や怪我を家族に言わず隠している．家族や在宅生活への思いからだと思う．会話では，家がよいとしているが，施設入所の利点も認識している口振りである．

④ 長男の妻　私に最もあたりが強く，ストレスが溜まっている．夫や義姉（長女）にもっと協力してほしい．

⑤ 長男　介護休暇は取れない．デイサービスが休みの日曜日は，自分も休日なので介護がで

きる.

⑥ 長女　今後は可能な限り協力する. 近いうちに時間を作り, 家族皆で話し合いたい.

具体的実践

　サービス担当者会議以降, 家族は父親が家で暮らすための手段と, 将来のことを繰り返し話し合うようになった.

　長男は, 妻のストレスを軽くするため, 父親と向き合って話すようになり, 休日を主に介護の参加を増やした. 長女はトイレ介助に加えて食事や家事の手伝いをするため, 趣味活動を縮小して毎夕両親宅に訪れるよう努めた. 本人は判断力の低下もあり, 用意したポータブルトイレの使用や, 安全な動線の選択はできなかった.

　そして, 次回転倒によるひどい怪我をした場合は施設入所することで話がまとまったが, 本人は事情を汲んだ渋い合意であった. デイサービスでの新年の抱負は「ここに1日でも長く通うために頑張りたい」であった.

　その翌月, 隠していた怪我が発覚し, 入院を経て施設入所が決まった. 施設に向かう際にはスーツを着用してデイサービスに挨拶に見えたが, 入院中に気持ちの整理をつけたことがわかるとてもよい表情であった.

考　察

　本ケースのような日常の生活や介護, 居住場所に関する意思決定支援では, 生命に関わるもしもの時とは違った, 痛みや犠牲, 譲り合いが生じ, サービスの可能性がその意思の決定に大きく左右すると感じる.

（勝木　大輔）

　施設に入る決断をされたことは, 本人にとって苦渋の決断だったことと思います. 家族が継続して話し合えるように支援されたことは素晴らしいです. このようなプロセスがあったからこその決断だったのでしょう. 居住場所の選択にも, 対立は珍しくありません. このケースのように, 話し合い, 折り合いをつけていくことが介護の場面ならではのACPだと思います. 本人のプライドをどのようにサポートされたのか, 関心をもちました.【清水】

　将来を予測し皆で話し合い, 協力して本人の思いを尊重した時間が過ごせたからこそ, 周りの状況を考慮し本人も納得して, 最終的に施設入所を受け入れることができたのかもしれませんね. これこそ合意形成だと思いました.

　ただ, 本人の真の希望を皆が認識しているように伝わってきました. これだけのサポート体制がとれるのであれば, 本人の望む家に居させてあげることもできたのではないだろうか？と欲が出てしまいます. スーツ姿の本人が少し痛々しい感じがしました.【横江】

意思決定支援用紙

<table>
<tr><td colspan="3" align="center">患 者 背 景</td></tr>
<tr><td colspan="2">氏名：Kさん</td><td>病名：進行性核上性麻痺</td></tr>
<tr><td>年齢：84歳</td><td>性別：男性</td><td rowspan="2">これまでの生活・医療：要介護4</td></tr>
<tr><td colspan="2">家族構成</td></tr>
</table>

患 者 背 景		
氏名：Kさん		病名：進行性核上性麻痺
年齢：84歳	性別：男性	これまでの生活・医療：要介護4
家族構成 同居：妻，長男，長男の妻（キーパーソン） 隣の市：長女		・市職員として定年まで勤務した． ・車を運転して外出していた． ・趣味のスポーツを楽しんでいた． ・シルバー人材センターで働いていた． ・大きな怪我や病気はなく健康だった． ・認知症の妻の介護をしている．

本人の意思

過 去	現 在	未 来
妻の介護をしながら自宅で過ごす．	夫婦共にデイサービスに通い，夜は妻の見守りをしながら自宅で過ごす． トイレで排泄したい．	施設入所は止むを得ないが，本望でない．

現在の生活・医療の状況	家族の意向
・病識なし． ・物忘れあり． ・補助具を使用しても歩行が難儀である． ・転倒をかえりみずに動く． ・転倒による怪我が日常的にある． ・デイサービスを月～土曜日に利用している． ・イライラして妻や長男の妻に強くあたる．	家族皆仕事があり帰宅は19～20時．デイサービスを日々利用しても，夜間を主として両親の介護はできない．施設に入所してほしい．

支援のポイント

・本望ではない施設入所以外の方法と選択肢を，本人と家族と支援者で考える．
・実際は逆に妻が貴重な見守り役になっている．
・イライラをぶつけて家族が嫌な思いをしないよう自覚を促す．
・転倒や怪我が減るよう，体幹と足を上げる力を維持，向上する．

合意形成に向けた具体的アプローチ・結果

[具体的アプローチ]
・次に受診や入院を要する怪我をした場合は，家族と施設入所を約束した．妥協であり本望ではない．
・朝，夕のデイサービスの利用時間を延長し，夫婦だけの時間を減らす．
・転倒リスクの高い行為を慎む．
　①増設した手すりを使用し，転倒リスクが低い動線で移動する．
　②夜間はポータブルトイレを使用する．
　③紙パンツを常時使用する．
[結果]
・転倒は減るものの免れることができなかった．受傷，入院からさらなるADLの低下をきたした．
・心の整理をつけ，よい表情でデイサービスに最後の挨拶に見え，施設入所に至った．

12 急変時の救急搬送について，在宅医と家族の意見が対立した，気道が2mmしかない認知症女性

年齢：83	場：在宅，通所施設	時間：週単位	本人の現在意思：不明	代理意思決定者：明確／必要
対立（人）：本人／支援者，支援者間，家族／支援者		対立（事項）：救急搬送，看取り，延命治療		倫理的課題：善行，公平，無危害，自律

概 要

Bさん　83歳　女性　要介護3

[病名]　アルツハイマー型認知症，慢性心不全，甲状腺腫瘍

[経過]　甲状腺腫瘍悪化から，気道が2mmしかないと判明．高齢，心不全もあり外科手術は行えず，経過観察となる．いつ閉塞してもおかしくないリスクは変わらない．呼吸困難で何度か総合病院への入退院を繰り返すが，今後は在宅医の診察を提案される．初診した在宅医より，救急搬送厳禁の指示を受け，家族は動揺している．

[サービス]　デイサービス週6日，福祉用具利用中

[家族構成]　早くに夫を亡くし，女手1つで2人の娘を育てた．気丈な性格．長女夫婦と同居で3人暮らし．次女は他市に住むが，定期的に訪問あり．介護力はある．

本人・家族の意思と，介護・医療提供者の判断

本人の意思

過去：アルツハイマー型認知症であり，過去の本人の意思は確認できていない．気丈な性格で，「自分のことは自分でやらないかん」と，よく言っていたと家族より聞き取る．デイサービスを毎日楽しみにしていた．

現在：認知症状は進行しているが，ADLは低下していない．デイサービス利用中も，他者の世話をするなど，肝っ玉母さんぶりを発揮していた．自身の病状の理解はできないが，デイサービス職員には「娘たちを頼りにしている．いい子たちだから．何かあっても娘たちには任せられるな」と話している．本人の言う「何か」は不明．

未来：アルツハイマー型認知症であり，今後の病状の変化を予測することができないため，本人の意思を確認することは難しい．

介護・医療提供者の判断

在宅医：気道が2mmしかなく，病状を考えると，今後は自宅での看取りがよい．救急車の要請は医療費の無駄．救急車を呼ぶ必要はない．デイサービスでの看取りも提案する．亡くなる時は看護師がそばで手を握っておけばよい．その後，自宅へ送ってもらい，医師が死亡を確認する．

デイサービス：急変時，デイサービスは救急搬送する義務がある．現在の介護保険制度では，

デイサービスでの看取りはできない.

ケアマネジャー：家族は急に言われた医師の言葉に動揺している. 看取るということ，その体制や覚悟は何もできていない. 親が苦しんでいたら，救急車を呼びたい気持ちも考慮すべきでは.

家族の意向

　車いすにすら乗りたがらない，気丈な母親. 面と向かって，もしもの時を話し合ったことはないが，女手1つで育ててくれた母親を，最期まで介護したいと思っている. これといった治療はできないとわかっているが，苦しんでいる姿をそのままにはできない. 家で看取りと急に言われ，怖くなった. 一方的な医師の言葉に傷ついた. 私たちの思いは理解してもらえないと感じた. 医師に相談は怖くてできない.

支援のポイント

　いつ気道が閉塞してもおかしくない状態で，緊急時のことをしっかりと家族やデイサービス職員と話し合うことが必要. そして何より，在宅医に突然言われた，「救急搬送厳禁. 自宅で看取るべき」という言葉にとても傷つき，家族が動揺していたため，家族への精神的フォローと，在宅での看取りについての話や提供体制，病状の変化などをしっかり在宅医から丁寧に説明してもらうことが重要と考えた. そして現法律では，デイサービスでの看取りができないこと，緊急時の対応や，家族の心情を再度在宅医へ説明する必要がある. また，傷ついた家族へ，今後，在宅医との信頼関係を構築していけそうか確認しなければならない. 難しいようであれば，在宅医の変更も提案する. 家族の思いをケアマネジャー含めデイサービス職員もしっかり聞き取り，寄り添う姿勢で関わった.

サービス担当者会議での意見

① 在宅医の一方的な意見，指示が強く，家族やケアマネジャー，デイサービス職員の考えを含めた話し合いが困難な状況. ケアマネジャーに対し「お宅の事業所は，在宅看取りをバカにしているのか？お金が欲しくないのか？」との発言もあったことから，このまま連携を取ることはもはや困難ではないか？

② 家族が診察室で泣き出したことも含め，家族の心の傷は深い. 母親の看取りという現実についても不安な上に，自宅看取りを強要され，救急搬送厳禁という指示までされた家族の心境はどのようなものか？デイサービス職員やケアマネジャーが，家族の心境に共感し，向き合う姿勢で関わることを共有する.

③ 家族の在宅医に対する精神的な抵抗が強いため，新たな在宅医の検討が必要.

具体的な実践

　本人は，デイサービスへ行くことを毎日楽しみにしているので，家族と話し，本人の気持ちを最優先した. 家族にとっても，本人の笑顔を見ることが，精神的な安定へつながっている. 後日，家族も同席のもと，在宅医にはデイサービス利用中での看取りはできないこと，家族の思いとしては救急搬送も場合によって"あり"という選択肢がほしいこと，自宅での看取りがイメージできていないので，その提供体制を確認したいことをしっかり報告した. しかし，在宅医より強く非難され，救急搬送したいのであれば，うちでは診ないと断られた. 深く傷つい

た家族の心情をしっかりと受け止めていただけるほかの在宅医を紹介．診察は，本人の負担も考え往診となり，家族も精神的に安定した．

考 察

「治療や救命のできない患者の救急搬送は，医療費の無駄」「デイサービスでの看取り」という在宅医の意見について，しっかり合意形成ができず，一方的に家族が傷つき，関わりを断つ結果となってしまった．救急搬送をしないという選択肢もあったかもしれないが，それには，在宅医，ケアマネジャー，介護職がチームとして共通認識をもち，本人・家族の気持ちに向き合い，看取りについてのサポート体制や家族の苦しみを理解しようとする態度が重要である．医療職に対し思いを表出できない家族は多い．感情を言葉にし，代弁者として多職種へ伝えていくこともケアマネジャーとしての大きな役割であると痛感した事例だった．

（大城　京子）

医療者からの最善と考えられる意見が出ないままに，救急搬送を一方的に否定されたことは残念でした．呼吸苦があったとき，病院，在宅それぞれでどのような対応が可能なのか．本人や家族は何を選択されるでしょうか．本人の「何かあっても…」の「何か」は何でしょうね．気になりますね．将来を予測することは難しいかもしれませんが，その時々の聞き方や発言にヒントがあるかもしれません．【清水】

在宅医との葛藤がよく見える事例だと思います．医師だからその意見に従わなくてはならないのではなく，本人，家族の思いが何かをしっかりと見据え，今後の起こりうる予測（緊急時）に対して，意を汲める在宅医の変更や関係職種と環境を整えられたことが不安軽減につながったのだと思います．また，そのプロセスの中で生じた家族の精神的負担にも寄り添うことも大切だと気づかせてくれたと思います．【高】

意思決定支援用紙

患者背景

氏名：Bさん	病名：アルツハイマー型認知症，慢性心不全，甲状腺腫瘍

年齢：83歳	性別：女性	これまでの生活・医療：要介護3

家族構成	
早くに夫を亡くし，女手1つで2人の娘を育てた．気丈な性格．長女夫婦と同居で3人暮らし．次女は他市に住むが，定期的に訪問あり．介護力はある．	甲状腺腫瘍悪化から，気道が2mmしかないと判明．高齢，心不全もあり手術は行えず，経過観察となる．いつ閉塞してもおかしくない．呼吸困難で何度か総合病院への入退院を繰り返すが，今後は在宅医の診察を提案される．初診時に在宅医より，救急搬送厳禁の指示を受け，家族は動揺している．デイサービス週6日，福祉用具利用中．

本人の意思

過　去	現　在	未　来
アルツハイマー型認知症であり，過去の本人の意思は確認できていない．気丈な性格で，「自分のことは自分でやらないかん」と，よく言っていたと家族より聞き取る．デイサービスを毎日楽しみにしていた．	認知症状は進行しているが，ADLは低下していない．デイサービス利用中も，他者の世話をする等，肝っ玉母さんぶりを発揮していた．自身の病状の理解はできないが，デイサービス職員には「娘たちを頼りにしている．いい子たちだから，何かあっても娘たちには任せられるな」と話している．本人の言う「何か」は不明．	アルツハイマー型認知症であり，今後の病状の変化を予測することができないため，本人の意思を確認することは難しい．

現在の生活・医療の状況	家族の意向
在宅医：気道が2mmしかなく，病状を考えると，今後は自宅での看取りがよい．救急車の要請は医療費の無駄．救急車を呼ぶ必要はない．デイサービスの看取りも提案する．亡くなる時は看護師がそばで手を握っておけばよい．その後，自宅へ送ってもらい，医師が死亡を確認する． デイサービス：急変時，デイサービスは救急搬送する義務がある．デイサービスでの看取りはできない． ケアマネ：家族は急に言われた医師の言葉に動揺している．看取るということ，その体制や覚悟は何もできていない．親が苦しんでいたら，救急車を呼びたい気持ちも考慮すべきでは．	車いすにすら乗りたがらない，気丈な母親．面と向かって，もしもの時を話し合ったことはないが，女手1つで育ててくれた母親を最期まで介護したいと思っている．これといった治療はできないとわかっているが，苦しんでいる姿をそのままにはできない．家で看取りと急に言われ，怖くなった．一方的な医師の言葉に傷ついた．私たちの思いは理解してもらえないと感じた．医師に相談は怖くてできない．

支援のポイント

いつ気道が閉塞してもおかしくない状態で，緊急時のことをしっかりと家族やデイサービス職員と話し合うことが必要．そして何より，在宅医に突然言われた「救急搬送厳禁．自宅で看取るべき」という言葉にとても傷つき，家族が動揺していたため，家族への精神的フォローと，在宅での看取りについての話や提供体制，病状の変化等をしっかり在宅医から丁寧に詳しく説明してもらうことが重要と考えた．そして現法律では，デイサービスでの看取りができないこと，緊急時の対応や，家族の心情を再度在宅医へ説明する必要がある．また，傷ついた家族へ，今後，在宅医との信頼関係を構築していけそうか，確認しなければならない．難しいようであれば，在宅医の変更も提案する．家族の思いを，ケアマネジャー含めデイサービス職員もしっかり聞き取り，寄り添う姿勢で関わった．

合意形成に向けた具体的アプローチ・結果

本人は，デイサービスへ行くことを毎日楽しみにしているので，家族と話し，本人の気持ちを最優先した．家族にとっても，本人の笑顔を見ることが，精神的な安定へつながっている．後日，家族も同席のもと在宅医に，デイサービスでの看取りはできないこと，家族の思いとしては救急搬送も場合によって"あり"という選択肢がほしいこと，自宅での看取りがイメージできていないので，その提供体制を確認したいことをしっかり報告した．しかし，在宅医より強く非難され，救急搬送したいのであれば，うちでは診ないと断られた．深く傷ついた家族の心情をしっかりと受け止めていただけるほかの在宅医を紹介．診察は，本人の負担も考え往診となり，家族も精神的に安定した．

13 住み慣れたわが家での生活はかなわなかったが，近隣のサービス付き高齢者住宅に移り住み，慣れ親しんだこれまでの生活を維持できた事例

年齢：82	場：在宅	時間：年単位	本人の現在意思：あり	代理意思決定者：明確／必要
対立（人）：本人／家族，本人／支援者		対立（事項）：生活場所，介護負担		倫理的課題：自律，無危害，善行

概　要

Kさん　82歳　女性　要介護1

［病名］　アルツハイマー型認知症，2型糖尿病，高血圧症

［経過］　農家の家に生まれる．まだ10代の頃に家を出て住み込みで料亭にて働いていた．実家とのつながりはあまりなく，兄弟も多いが付き合いも少ない．お見合いで結婚，夫は公務員．結婚後は子ども2人（男の子女の子）をもうけ，仕事はせず専業主婦だった．現住所には20年ほど前に越してきた．

【サービス】　通所介護週2回

［家族構成］　夫の他界後，戸建にて一人暮らし．長男，長女あり．

長男も一人暮らし（奥様を亡くされている），他市に住みちょこちょこ様子を見に来るが糖尿病既往もある．長女他県に居住，昨年息子さんを亡くされている．

本人・家族の意思と介護・医療提供者の判断

本人の意思

過去：若い頃から奉公に出されて苦労したが夫と結婚し，子どもにも恵まれて幸せに暮らしていた．歌を歌うのが好きで近所のカラオケサークルに通い，ステージドレスを着て歌うこともあった．着飾ることも好きで指輪やネックレスもたくさんある．孫もよく遊びに来てくれた．主人が亡くなってから友人と日帰りツアーにも行っていた．

現在：病院の先生に認知症と言われた．自分ではそんなことはないと思っているのに，娘や息子も心配させてしまっている．夜中に誰かがインターホンを鳴らしてくることがあり，怖い．でもここで1人気ままに暮らしていきたい．いつも自分に「大丈夫，大丈夫」と言い聞かせている．急に孫が亡くなってわけもなく涙がこぼれてくるの．

未来：ここでの生活を続けたい，住み慣れたわが家に．でも怖い，誰かが家に押しかけてくる．息子や娘に心配をかけたくないが施設に行くのは嫌だ．

介護・医療提供者の判断

ケアマネジャー：本人の不安を取り除けるようにしてあげたい，デイサービスや訪問介護も来てもらってできる限り家での暮らしを続けさせてあげたい．

　ただ友人もいると言ってもみな高齢であり　最近はお孫さんが亡くなられてショックもあり

食欲不振で体重も 10 キロ近く痩せてしまった．一人暮らしだと，食事がどのくらいとれているかの管理や，緊急時に家族に夜間問わず，すぐに駆けつけてもらうことになってしまう．

主治医：認知症の進行が進めば，徘徊や火事，何が起こるかわかりませんよ，一人暮らしはこのまま長く続けていくことは無理でしょう．

通所介護相談員：デイサービスの利用はほとんどお休みなく来られてお友達もおりいつも楽しく過ごされているようです．デイサービスでは特に心配するようなことは今のところありません．

家族の意向

娘：本人の気持ちも大切だけれど自分の家に引き取ることはできないし，ゆくゆくは施設を探さないといけないけれど，今の母の暮らしを壊したくはない．

息子：認知症も進行していくし事故も心配だから，きちんとした介護の目の行き届くところで見てもらうのがよいと思う．自分も病気があるのでちょくちょく家に様子を見に行けないし，頻繁に本人から不安の電話がかかってきて困っている．

支援のポイント

本人は自分が認知症である自覚もあまりないが，物忘れが進んでおり，そのことに関して不安は感じている．でもよくなると思っており，自分がしっかりしなきゃという気持ちもある．親切にしてくれる人もいるが，その人に対しても騙されているのではと疑ったりもしている．社交的ではあるのだが，物忘れ症状から被害妄想につながっている．

家族，2 人の子どもはそれぞれ協力的ではあるが若干考え方は違っている．

そのことで口論にはならないが，様々なことがなかなか前に進まない．母を思う気持ちと認知症であることで近隣にも迷惑をかけてしまうのではないかという思いもある．

家族との話し合いでの意見

① 本人が家でこのまま暮らしたいと言っているのだから，それを実現するようなサポートをしていくべきではないか

② 不安のない日々を送りたいというのも本人の希望なのだから，現在本人が大事にしていることをできるだけ続けられる形で，かつ不安を減らし安心して生活できる環境を整えるべきだろう

③ そのためには，現在の家に住み続けることだけにこだわらず，本人も納得できる一番よい環境を探すのがよいのではないか

具体的な実践

ケアマネジャー，長女，長男とも話し合いを行った．それぞれの意向を話し合い少しずつ施設入所に向けて検討していくことになった．本人の今までの生活を変えないように，なおかつ栄養管理や本人の不安な時に寄り添ってあげられる環境はないか調査した．

その結果，自宅近くのサービス付き高齢者住宅で，今までと変わらずデイサービスも利用しつつ友人との付き合いのサークルにも参加でき，食事や身の回りの世話は施設スタッフで対応してもらえるところを見つけた．本人に話したところ，住み慣れた場所でこれまでと同じよう

に人づきあいもでき，夜も誰かがいてくれて怖くないなら…と興味をもたれた様子だった．とりあえず体験入所を4・5日試してみようということになり試してみたところ，本人も安心し，そのまま入所が決まった．

考　察

　実際は大きな不安をいだいていても，本人がこのままの生活を続けたいと話していたり，家族が協力的であってもそれぞれの意向が微妙に違っていたりすると，家族だけではなかなか前に進めないことがあり，第三者が手助けすることに意味があると感じます．

　施設入所なども，体験してみると安心して受け入れていただけることがあります．家で暮らし続けたい理由は何なのか，不安のない環境にするにはどうすればいいか，本人の真のニーズを見極め，家族の思いも踏まえて安心できる生活環境を整える手助けができるのは，介護職の醍醐味であると思います．

（宮本　敬子）

　在宅現場，介護現場での葛藤がとてもよく表現されている事例だと思います．認知症で独居の方を支援する時，不安と安心，1人で頑張りたいけれど頼りたいなど，対立する感情や状況でとても悩みますよね．親子それぞれがお互いを気遣う感情もとてもわかりやすく，本人の意思や環境を，裏切らない形で支援を進めることができたと思います．【大城】

　認知症の独居の方に対して，自宅で過ごしたいという本人の意向を尊重しつつ，本人と家族が共に安心できる療養の場について検討を行った事例です．本人の楽しみを継続でき，生活をなるべく変えないよう，また家族の生活も踏まえて，それぞれの意向のバランスをとった療養の場について，話し合いを行う中で選択できたのではないかと思います．今後，認知症を罹患する高齢者の増加が見込まれており，認知症高齢者の一人暮らしを支えるためには，安全な生活の場について本人と家族のQOLを踏まえて考えていくことの重要性を示した事例でした．【岩﨑】

意思決定支援用紙

患 者 背 景

氏名：Kさん		病名：アルツハイマー型認知症，2型糖尿病，高血圧症
年齢：82歳	性別：女性	これまでの生活・医療：要介護1

家族構成

夫他界後戸建にて1人暮らし．長男，長女あり．長男も1人暮らし（奥様を亡くされている），他市に住みちょこちょこ様子を見に来るが糖尿病既往もある．長女は都内に居住，昨年息子さんを亡くされている．

農家に生まれる．まだ10代の頃に家を出て住み込みで料亭にて働いていた．実家とのつながりはあまりなく，兄弟も多いが付き合いも少ない．お見合いで夫と結婚，夫は公務員．結婚後は子ども2人（男の子女の子）をもうけ，仕事はせず専業主婦だった．現住所には20年ほど前に越してきた．

本人の意思

過　去	現　在	未　来
若い頃から奉公に出されて苦労したが夫と結婚し，子どもにも恵まれて幸せに暮らしていた．歌を歌うのが好きで近所のカラオケサークルに通い，ステージドレスを着て歌うこともあった．着飾ることも好きで指輪やネックレスもたくさんある．孫もよく遊びに来てくれた．主人が亡くなってから友人と日帰りツアーにも行っていた．	病院の先生に認知症と言われた．自分ではそんなことはないと思っているのに，娘や息子も心配させてしまっている．夜中に誰かがインターホンを鳴らしてくることがあり，怖い．でもここで1人で気ままに暮らしていきたい．いつも自分に「大丈夫，大丈夫」と言い聞かせている．急に孫が亡くなってわけもなく涙がこぼれてくる．	ここでの生活を続けたい．住み慣れたわが家に，でも怖い，誰かが家に押しかけてくる．息子や娘に心配をかけたくないが施設に行くのは嫌だ．

現在の生活・医療の状況	家族の意向
・医師より家族へ認知症の診断．このままでは徘徊や火事，何が起こるかわかりませんよ，1人暮らしはこのまま長く続けていくことは無理でしょうと言われている． ・独居にて戸建に住んでいる．友人はいるがどなたも高齢． ・最近はお孫さんが亡くなられてショックから食欲も不振，体重も10キロ近く痩せてしまった．	**長女**：本人の気持ちも大切だけれど自分の家に引き取ることはできないし，ゆくゆくは施設を探さないといけないけれど，今の母の暮らしを壊したくはない． **長男**：認知症も進行していくのだからきちんとした介護で目の行き届くところで見てもらうのがよいと思う．自分も病気があるのでちょくちょく家に様子を見に行けないし頻繁に不安の電話がかかってきて困っている．

支援のポイント

・本人は自分が認知症である自覚もあまりないが，かといって物忘れが進んでおりそのことに関して不安は感じている．でもよくなるとも思っており自分がしっかりしなきゃという気持ちもある．親切にしてくれる人もいるがその人に対しても騙されているのではと疑ったりもしている．社交的ではあるのだが物忘れ症状から被害妄想につながっている．
・家族，2人の子どもはそれぞれ協力的ではあるが若干考え方は違っている．
　そのことで口論にはならないが様々なことがなかなか前に進まない．母を思う気持ちと認知症であることで近隣にも迷惑をかけてしまうんじゃないかという思いもある．

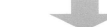

合意形成に向けた具体的アプローチ・結果

ケアマネジャー，長女，長男とも話し合いを行った．それぞれの意向を話し合い少しずつ施設入所に向けて検討していくことになった．本人の今までの生活を変えないように，なおかつ栄養管理や本人の不安な時に寄り添ってあげられる環境はないかと．結果，自宅の近くにあるサービス付き高齢者住宅で今までと変わらずデイサービスも利用しつつ，友人との付き合いのサークルにも参加でき，食事や身の回りの世話は施設スタッフで対応してもらえるところを見つけた．本人に話しとりあえず体験入所を4・5日試してみようということになり，試してみたところ本人も安心し，そのまま入所するように決まった．

できる限り自宅で過ごし，病状悪化時のみ病院での低侵襲呼吸管理を受け入れた間質性肺炎男性

年齢：82	場：在宅	時間：年単位	本人の現在意思：あり	代理意思決定者：明確／不要
対立（人）：なし	対立（事項）：救急搬送，医療処置・（延命）治療		倫理的課題：自律，無危害，善行	

概　要

Tさん　82歳　男性　要介護5　身体障害者手帳第1種1級　指定難病受給者証

[病名]　間質性肺炎，糖尿病，高血圧

[経過]　これまで血圧が高めなだけで大きな病気はしたことがない．76歳時に咳と息苦しさで受診．間質性肺炎との診断を受けステロイドによる治療を開始，入退院を繰り返した．79歳時にステロイドの副作用で糖尿病を併発，呼吸状態も悪化し在宅酸素療法を開始したが，好きな車の運転や毎日の入浴など，妻と2人の生活を送ることが可能であった．

　82歳時，呼吸苦で市立病院に緊急入院．一時は危篤状態となったが，ステロイド増量と鼻カニュレによる高流量酸素療法（ネーザルハイフロー）を受けた．2か月間の入院生活でADLが低下，また尿道カテーテルの長期留置の結果，自排尿が行えずカテーテル継続留置となった．入院中に要介護認定を申請し要介護5の認定を受ける．軽い労作でもSPO2が低下してしまうためベッド上での生活となったが，認知機能の低下は見られず，自宅に戻りたいとの明確な意思があったため退院となった．

[サービス]　訪問診療（月2回），訪問看護（週3回），訪問薬剤指導，福祉用具貸与（介護ベッド），訪問入浴

[家族構成]　妻と2人暮らし．市内に長男一家，長女一家，遠方に次男一家がいる．家族関係は良好．

本人・家族の意思と，介護・医療提供者の判断

本人の意思

過去：現住所地で生まれ育ち，公務員として定年まで勤めた．勤勉で頑固な性格．定年後は妻と車で温泉旅行や買い物を楽しみ，盆栽づくりや近所の仲間と麻雀をするなど悠々自適の生活をしてきた．こんな病気になるなんて夢にも思っていなかった．

現在：酸素をつけベッドの上で白い天井だけを見ている生活は退屈でつらい．家に帰ってお風呂に入りたい．病院の食事は味がしない．自動車の運転をして妻と買い物に行き好きな魚料理を作ってもらいたい．盆栽もどうなっているか気になる．孫たちにも会いたい．

未来：今後は肺の機能が徐々に低下し呼吸不全に陥る可能性がある．急変の可能性もあること

は理解しているが，急変時どうしたいのか確認できていない．

介護・医療提供者の判断
ケアマネジャー：酸素供給装置やカテーテルにつながれ身の回りのこと全てがベッド上に制限された生活だが，本人の意思を尊重し，在宅生活のための支援体制を整えていく．呼吸状態の安定を図ると共に急変時の対応方法も確認し合う．また，制限された生活の中で本人の希望をどう実現するかも検討する．

往診医：肺機能は今後も一層の低下が予想される．感染症や糖尿病の悪化などで呼吸状態悪化の恐れがあるため，食事管理・感染予防対策も重要である．

家族の意向
妻：何回も危ないと言われてきたので覚悟はしている．介護できるか心配だが，医師や看護師が家に来てくれるのは安心．できるだけのことはしたい．

長男・次男：できることは手伝いたいが，仕事があり休みの日しか訪問できない．

長女：母は気が弱いのでいざという時が心配．何かあったら私にすぐ知らせてほしい．父にはできるだけ長生きしてほしい．急変時，ネーザルハイフローでの治療は希望するが気管挿管はしなくてもいい．

支援のポイント

　本人の在宅生活維持には病状の管理が最優先される．感染症対策を十分に行うと共に少しの変化にも早めに気づき，情報を共有し対応することが重要．しかし，健康面の管理が最優先となるとその人らしい生活は二の次になりがちである．本人の「お風呂に入りたい」「車の運転をして買い物に行きたい」「盆栽づくりをしたい」などの希望をかなえて充足感が得られるよう工夫が必要．小柄で体力がなく自宅での介護に不安がある妻を心身両面から支えることも必要．また急変時の対応に関しては，以下のようなことがわかった．

サービス担当者会議の意見
① 急変時は在宅のまま治療を受けるより，入院した方が高度な治療を受けることができ，それによって回復の可能性もある．
② Tさん自身も家族も急変時の入院治療には拒否的でない．
③ これまで家の中のことはTさん1人でとり仕切ってきたこともあり，妻は家庭において自ら何かを決断するという経験をせずに過ごしてきた．介護についての不安も大きく，いざという時の対応を任せるのは負担が大きいだろう．

具体的な実践

　呼吸困難など急変時の対応については，本人の苦痛緩和や妻の負担・不安を考慮し，病院へ搬送することで，本人・家族・支援チームの意見が一致した．

　月2回の往診に加え緊急対応もしてくれる呼吸器内科専門の医師に訪問診療をお願いした．また，入院している市立病院にバッグベッド登録し，急変時の受け入れ態勢を整えた．

　認知機能に問題はないこともあって，急変時はそのつど本人に希望を聞いた上で，入院治療し，状態が安定したら退院している．

考　察

　退院後の生活支援に問題はなく，急変時には入院して高流量酸素療法を受けている事例である．このまま入退院を繰り返し病院で亡くなる可能性，ご自身が「入院はもういい」と言う日が来る可能性，両方を視野に入れて今後も支援を続けていきたい．

　なお，今後本人の意思確認ができない状態に陥る可能性もある中，これまでの治療で対応できなくなったときに気管挿管まですることといったことについて，本人の意思を確認できていない点は課題なのかもしれない．本人・家族と医療者を中心に検討される事項とは思うが，もしもの時に備えて日頃から本人の気持ちを推し量るように努めたい．

（山口千恵子）

　本人の意思とそれぞれの家族の意思を汲みとった支援であると感じました．「やりたいこと」を支援していきたいという強い気持ちは，家族に対しても強く理解されていると思います．また，本人に対しても，具体的実践に記載されている「意見が一致した」ということからも，支援に対する誠意は感じられているようにも映りました．配偶者に対するストレスフリーな状況をどのようにして確立するのか？が，今後の在宅生活において必要であるケアの1つだと感じます．【瀬口】

　病状の進行やADLの低下により，本人の希望をかなえることが困難なことも少なくありません．専門職種がそれぞれの専門性を発揮し連携を図ったことで，「家に帰りたい」本人の希望がかなえられたのだと思います．限りのある資源の中で，本人が希望しても実現できないこともあります．その場合は，本人にも納得して受け入れてもらえるような働きかけも必要になるでしょう．この先，そう遠くない将来に起こりうる延命治療について，（本人の意思を確認しておくこともももちろん大切ですが）高度な医療を受けることが最優先ではなく，本人のQOLの視点で本人や家族と共に考えてくれる人が側に居てくれることが何よりも支えになるでしょう．【横江】

意思決定支援用紙

患 者 背 景

氏名：Tさん		病名：間質性肺炎，糖尿病，高血圧
年齢：82歳	性別：男性	これまでの生活・医療：要介護5
家族構成 妻と2人暮らし． 市内に長男一家，長女一家，遠方に次男一家がいる． 家族関係は良好．		生来健康であったが，76歳時に間質性肺炎でステロイド治療を開始．79歳時に糖尿病を併発，在宅酸素療法を開始．82歳時，呼吸苦で緊急入院．2か月間の入院生活でADLが低下，カテーテル継続留置となり，要介護5の認定を受ける．ベッド上での生活となったが，認知機能の低下は見られず，本人の希望により退院となった．

本人の意思

過 去	現 在	未 来
現住所地で生まれ育ち，公務員として定年まで勤めた．勤勉で頑固な性格．定年後は妻と車で温泉旅行や買い物を楽しみ，盆栽づくりや近所の仲間と麻雀をするなど悠々自適の生活をしてきた．こんな病気になるなんて夢にも思っていなかった．	酸素をつけベッドの上で白い天井だけを見ている生活は退屈でつらい．家に帰ってお風呂に入りたい．病院の食事は味がしない．自動車の運転をして妻と買い物に行き，好きな魚料理を作ってもらいたい．盆栽どうなっているか気になる．孫たちにも会いたい．	今後は肺の機能が徐々に低下し呼吸不全に陥る可能性がある．急変の可能性もあることは理解しているが，急変時どうしたいのか確認できていない．

現在の生活・医療の状況	家族の意向
ケアマネ：呼吸状態の安定を図り，急変時の対応方法も確認し合う．また，ベッド上に制限された生活の中で本人の希望をどう実現するかも検討する． **往診医**：肺機能は一層の低下が予想される．食事管理・感染予防対策も重要である．急変時の妻の対応に不安があり，入院した方が高度な治療が受けられるので，急変時には救急搬送が望ましい．	**妻**：覚悟はしている．介護は不安だが，医師や看護師が来てくれるのは安心．できるだけのことはしたい． **長男・次男**：できることは手伝いたいが，仕事があり休みの日しか訪問できない． **長女**：父には長生きしてほしいが，母は気が弱いので何かあったら自分に知らせてほしい．急変時，ネーザルハイフローでの治療は希望するが気管挿管はしなくてもいい．

支援のポイント

呼吸状態の安定を図り入院を予防することが最優先ではあるが，本人の「お風呂に入りたい」「車の運転をして買い物に行きたい」「盆栽づくりをしたい」などの希望をかなえて充足感が得られるよう工夫をしていく．小柄で体力なく自宅での介護に不安がある妻を心身両面から支えることも必要．

合意形成に向けた具体的アプローチ・結果

呼吸困難など急変時の対応については，本人の苦痛緩和や妻の負担・不安感を考慮し，病院へ搬送することで，本人・家族・支援チームの意見が一致．
月2回の往診に加え緊急対応もしてくれる呼吸器内科専門の医師に訪問診療をお願いした．入院している市立病院にバックベッド登録し，急変時の受け入れ態勢を整えた．
認知機能に問題はないこともあって，急変時はそのつど本人に希望を聞いた上で，入院にて対応している．比較的低侵襲な治療で対応できていることもあり，本人家族共にこれまでのところ入院治療について拒否的ではない．

15 息子から死を望まれながら，代理意思決定者をもたず自分の意思を貫く独居男性

年齢：80	場：在宅	時間：年単位	本人の現在意思：あり	代理意思決定者：不明確／不要
対立（人）：なし		対立（事項）：その他，介護負担	倫理的課題：自律，善行，公平

概　要

M さん　80 歳　男性　要介護 2
[病名]　糖尿病，糖尿病性網膜症，心筋梗塞，緑内障
[経過]　生活保護受給者．60 代から糖尿病を患い内服治療中．糖尿病性網膜症と緑内障で目がほとんど見えない．3 年前に買い物中に転倒し，足首を骨折してから要介護状態となる．何事も 1 人でやりたい性格で，白杖で 1 人で受診するが，受診後の薬局でめまいを起こし転倒した．日常的にもめまいが増えている．部屋にはエアコンがなく，汗だくで飲酒をし，夜間の足の攣りなども起こしているため，病気と飲酒好きを考慮しエアコンの設置を提案するが，「夏には強い」と言い，拒否．主治医より飲酒を控えるように指示されているが，難しい．注意されることを嫌がり，体調不良などは主治医に報告していない．
[サービス]　訪問看護，デイサービス，訪問介護
[家族構成]　独居．飲酒が生きがい．若い頃より好きなことをして生きてきた．離婚と再婚を繰り返し，きょうだいや子はいるが皆絶縁状態．キーパーソンはなし．

本人・家族の意思と，介護・医療提供者の判断

本人の意思
過去：自分の好きなように生きてきた．職も転々としてきた．子を捨てて家を出た．もしもの時のことなど，考えたことがない．病気になったら痛い苦しいは当たり前だ．
現在：息子に縁を切りたいので「早く死んでくれ」と言われた．過去に自分も父親に同じことを言った．今は息子に対し申し訳ないと思っている．息子や妹に迷惑はかけたくない．何かあっても連絡してほしくない．とにかく自分の意思を優先してほしい．延命は望まない．自分の体力には自信があるので今年の夏もエアコンはいらない．
未来：できればこのまま自宅で過ごしたいと思うが，目が見えないので，不安もある．何かあっても自分の意思を優先してほしい．息子や妹には連絡してほしくない．人生に悔いはない．

介護・医療提供者の判断
主治医：飲酒量を控えないと，糖尿病が悪化．夏はエアコンを使用した方がよい．
訪問看護師：飲酒量が増えている．体調不良と言いながらも飲んでいる．糖尿病と飲酒がある

ので，できるだけ水分を摂取してほしい．熱中症の可能性が高い．

ヘルパー：かなり目が見えていないので，通院や洗濯時の転倒や事故の危険性がある．

ケアマネジャー：熱中症や病気の悪化で，もしもの時に家族に連絡した方がよいか，しない方がよいか迷う．

家族の意向

キーパーソンはいないが，実の息子が「早く死んでくれ」と本人に伝えた事実はある．

支援のポイント

　本人に何かあった場合の緊急時の連絡先や，息子や妹が代理意思決定者を辞退する意思があるのか確認する必要がある．また，目が見えないため，金銭や財産管理なども考慮しいていく必要がある．本人は全ての選択を，息子や妹ではなくケアマネジャーに任せたい希望であるが，ケアマネジャーがそこまで関与できない．飲酒に関しては，医学的には問題があるが唯一の生きがいであり，毎日の飲酒を取り上げることは本人の生活を取り上げることになるため，どの程度本人が飲酒しているのかをまず把握していくところから開始．また，本人の不安に寄り添い，理解する姿勢で接することを多職種で共有した．エアコンの拒否については，「夏は強いから大丈夫」と話すが，実際は，昨年設置に向けての対応がもたついたことで，ケア提供者の設置の苦労に気を使ったのかもしれない．昨年も脱水症状に陥っており，医学的にエアコンが必要なことは明らかだ．そのあたりを，本人と腹を割って話す必要がある．

サービス担当者会議での意見

① 代理意思決定者をもたない意思を本人に確認する．本人との信頼関係が構築できているケアマネジャーが話を切り出し，生活保護担当者や包括職員も同席する．

② 今後，視力低下がさらに進行した際，関わることになる社会資源についても把握し，検討することが必要．

③ 飲酒に関しては，本人の自己申告によるものであり，しっかりした把握は難しいのかもしれない．酒屋に注文するビールの空き瓶の本数や，日本酒の減り具合から推測していく．また，唯一の楽しみである飲酒を取り上げるようなことはせず，楽しみを持ち続けることの生活の質や満足感，幸福感に共感し，量を減らしながら適切な飲酒量を探る．

④ 以前，エアコン設置についての工事費などの金銭でもたついてしまい，気を使わせてしまったことを謝罪する．本人の体力があるのをチームも十分理解しているが，それ以上に，近年の猛暑日の多さや，本人に快適に生活してほしいチームの思いを，本人の心に訴えていく．

具体的な実践

　代理意思決定者については，本人の了承のもと，生活保護担当者から息子や妹に連絡をとってもらい，本人の意思を伝えたところ，代理意思決定者になることを辞退された．関係スタッフが，誠心誠意，対応することを約束した．また，暑くなる前に，エアコンの話題を切り出していくことにした．エアコン設置や飲酒の減量がなぜ必要なのかを，本人に理解できるようわかりやすく説明することも重要だが，Mさんを大切に思っていることを伝えていくことにした．地域包括支援センター職員，生活保護担当者ともう一度事前に話し合い，ケアマネジャー

1人ではなく，多職種でのチームアプローチを行った結果，エアコンを設置することになった.

考　察

　家族を捨て，好きなことをやって生きてきたという本人の人生の物語の価値観をまずチームで理解した.　本人の真意をしっかり確認せず，サービス提供者側の "したいこと" を提案する雰囲気がチーム内で漂ってしまい，本人に気を使わせてしまった.　本人を中心に据え，本人の生き様をチームでしっかり受け止めることが重要だ.

（大城　京子）

　本人にとってよいことも，コミュニケーションがうまくいかなければ実現できません.　本人の今までを受け止め，伴走する気持ちがとても伝わってきました.　こうしてほしいという明確な意思があっても，ふと不安に思われる気持ちとの揺れをきちんと把握されています.　行政や地域包括支援センターなどの他機関とも話し合われ，本当に多角的な検討がなされたと思います.【清水】

　血縁の家族がいるのであれば，その家族が代理決定者となることがほとんどですが，家族がいても不仲であったり，音信不通なケースも少なくありません.　先を見据えて，親族の意向をはっきりさせることができてよかったと思います.　今後の課題は残りますが，日々の関わりの中で関係性を築き，本人の人生観や価値観を尊重し，ACP を紡いでいく熱心なケアマネジャーさんの姿が目に浮かびます.

【横江】

意思決定支援用紙

患 者 背 景	
氏名：Mさん	病名：糖尿病，糖尿病性網膜症，心筋梗塞，緑内障

年齢：80歳	性別：男性	これまでの生活・医療：要介護2

家族構成	これまでの生活・医療（続き）
飲酒が生きがい．若い頃より好きなことをして生きてきた．離婚と再婚を繰り返し，きょうだいや子はいるが皆絶縁状態．キーパーソンはなし．	独居．生活保護を受給している．糖尿病性網膜症と緑内障で目がほとんど見えない．白杖で1人で受診するが，受診後の薬局でめまいを起こし転倒した．日常的にもめまいが増えている．部屋にエアコンがなく，本人の飲酒好きと病気を考慮しエアコンの設置を提案するが「夏には強い」と言い，設置を拒否している．主治医より，飲酒量を控えるよう指示されているが，やめられない．注意されることを嫌がり，体調不良などは報告していない．

本人の意思

過 去	現 在	未 来
自分の好きなように生きてきた．職も転々としてきた．子を捨てて家を出た．もしもの時のことなど，考えたことがない．病気になったら痛い苦しいのは当たり前だ．	息子に，縁を切りたいので「早く死んでくれ」と言われた．過去に自分も父親に同じことを言った．今は息子に申し訳ないと思っている．息子や妹に迷惑はかけたくない．何かあっても連絡してほしくない．自分の意思を優先してほしい．延命は望まない．自分の体力には自信があるので今年の夏もエアコンはいらない．	できればこのまま自宅で過ごしたいと思うが，目が見えないので，不安もある．何かあっても自分の意思を優先してほしい．息子や妹には連絡してほしくない．

現在の生活・医療の状況	家族の意向
主治医：飲酒量を控えないと，糖尿病が悪化．夏はエアコンを使用した方がよい． **訪看**：飲酒量が増えている．体調不良と言いながらも飲んでいる．糖尿病と飲酒があるので，できるだけ水分を摂取してほしい．熱中症の可能性が高い． **ヘルパー**：かなり目が見えていないので，通院や洗濯時の転倒や事故の危険性がある． **ケアマネ**：熱中症や病気の悪化で，もしもの時に家族に連絡した方がよいか，しない方がよいか迷う．	キーパーソンはいないが，実の息子が「早く死んでくれ」と本人に伝えた事実はある．

支援のポイント

本人に何かあった場合の緊急時の連絡先や，息子や妹が代理意思決定者を辞退する意思があるのか確認する必要がある．また，目が見えないため，金銭や財産管理なども考慮していく必要がある．本人は全ての選択を息子や妹ではなくケアマネに任せたい希望であるが，ケアマネがそこまで関与できない．飲酒に関しては，医学的には問題があるが，唯一の生きがいであり，毎日の飲酒を取り上げることは，本人の生活を取り上げることになるため，どの程度本人が飲酒しているのかをまず把握していくところから開始．また，本人の不安に寄り添い，理解する姿勢で接することを多職種で共有した．エアコンの拒否については，「夏は強いから大丈夫」と話すが，実際は，昨年設置に向けての対応がもたついたことで，ケア提供者の設置の苦労に気を使ったのかもしれない．昨年も脱水症状に陥っており，医学的にエアコンが必要なことは明らかだ．そのあたりを，本人と腹を割って話す必要がある．

合意形成に向けた具体的アプローチ・結果

代理意思決定者については，本人の了承のもと，生活保護担当者から息子や妹に連絡をとってもらい，本人の意思を伝えたところ，代理意思決定者になることを辞退された．関係スタッフが，誠心誠意，対応することを約束した．また，暑くなる前に，エアコンの話題を切り出していくことにした．エアコン設置や飲酒の減量が，なぜ必要なのかを，本人に理解できるよう，わかりやすく説明することも重要だが，Mさんを大切に思っていることを伝えていくことにした．包括支援センター職員，生活保護担当者ともう一度事前に話し合い，ケアマネ1人ではなく，多職種でのチームアプローチを行った結果，エアコンを設置することとなった．

16 家での生活を望む本人と，施設入所を提案する病院の意見対立の中，段階的支援により自宅看取りができた事例

年齢：80	場：病院，在宅	時間：月単位	本人の現在意思：あり	代理意思決定者：不明確／不要
対立（人）：本人／家族，本人／支援者，支援者間，家族間，家族／支援者		対立（事項）：生活場所，介護負担，医療処置・（延命）治療		倫理的課題：自律，善行，無危害

概　要

Nさん　80歳　男性　要介護5

[病名]　全身に難治性褥瘡，結節性動脈炎

[経過]　長男夫婦と二世帯で生活している．78歳の時より，発熱等でA病院に入退院を繰り返していた．あまり状態改善されないので，検査をするためB病院に転院する．そこで入院中に結節性動脈炎と診断がつき，治療開始．ステロイド内服等開始となるが，寝たきりになり関節拘縮や全身に褥瘡ができてしまう．常に家に帰りたいと話している．妻も本人の意思は十分理解できている．ケアマネも面会に行く度に家に帰りたいと聞いていた．今後の方針を決めるためカンファレンスが開催されるが，医療側と家族側との意見の対立があった．

[サービス]　入院前はベッド・デイサービスを利用していたが，入院中のため介護保険利用なし．

[家族構成]　長男一家と妻と6人暮らし．キーパーソンは妻だが，大きなことを決定するのは長男．

本人・家族の意思と，介護・医療提供者の判断

本人の意思

過去：亭主関白．自分の思うように生きており，仕事も一生懸命しており，地域の活動にも積極的に参加している．妻も大切にしており，若い頃からスポーツマンであった．

現在：痛い思いをすることに対してかなり怒っている．特に入院先の看護師の対応等にも「もっと痛みがないように優しくできんのか！」と毎日発言する．それに対して看護師は「我慢してくださいね」とのこと．入院生活が我慢の限界と話している．早く家に帰って穏やかに生活したい．家に帰れると信じている．

未来：早く家に帰りたい…，帰ってゆっくりとしたい…．

介護・医療提供者の判断

主治医：今の状態で家に帰ることは不可能である．老老介護では共倒れになってしまうのが目に見えるので，今後の生活の場所としては介護付き有料老人ホームが妥当．空きがある施設を探してください．それまで診させていただきます．

看護師：今のままでは先生が言う通りだと思いますし，処置するときには激痛で毎日怒るし…本人もつらいのではと考えます．

理学療法士：痛みが激しく，思うようにリハビリもできていない状態です．

ケアマネジャー：本人が家に帰りたいと言っているので何かほかの考えなどはできませんか…．家に帰ることを話しているNさんは涙をながしてケアマネに「お前しか頼りになるやつがおらん！」と訴えて，いつも自分が苦労した家のことを話していました．例えば地元の病院にまずは転院して，様子を見ながら近くの施設や家に帰るとか…．まだいろんなことができると信じています．

家族の意向

長男：医者が無理って言ってるじゃないか！家は無理だよ！俺も責任取れないし！とケアマネジャーに怒って話す．医者が言ったことが全てだと思っている．家に帰るという選択はなし．

妻：長男が仕切っているので…，私も夫の意見をかなえてあげたいが…，なにごとも長男次第で…．

支援のポイント

　妻は，もちろん家に帰してあげたいと思っていたが，長男に遠慮して，言えなかった．ケアマネジャーには帰してあげたいことを事前に相談していた．病院医師は自宅に帰ることは無理だと言い切り，長男も同様の意見であるが，本人は自宅に帰ることができると信じており，何とかその希望をかなえたい．病院からそのまま自宅に退院ということだと，医療者としては認められず，家族も不安が大きく受け入れがたいかもしれない．ただ，施設以外の退院先はないと現時点で決めつけずに，段階を踏んで自宅に戻れるか検討してみることなら，医療者も家族も受け入れることができるかもしれない．

具体的な実践

　ケアマネジャーが，現在入院先の最寄りの施設ではなく，まずは地元の総合病院に連携できないかという考えを医師や看護師，医療側に伝えたところ，とりあえず連携してくれ，地元の病院が受け入れてくれた．

　何度も家に足を運びこの方法について説明し，長男にも了承を得た．

　しかし同時に「病院から施設」ではなく本人の希望する「家に帰りたい」をみんなで実現したいと伝えても，「無理」の一点張りであった．

　転院した病院の医療ソーシャルワーカーとの面会の際，本人が家に帰りたがっていることを伝え，そのための方法を一緒に考えてもらった．医師よりCVポート造設して栄養を摂取し，褥瘡を治療していく提案があり，家族が同意したので，同時に，妻に対して機器の取り扱いを説明した．

　福祉用具等も同時に搬入し，介護タクシーの協力を得て外泊に成功する．家では食べられるものを食べて，1泊2日の外泊を4回繰り返した．最後の日に長男に面会し，なんとか介護保険で支援できる自信も見えてきたので家に帰しましょうと提案すると，長男の嫁の助言もあり，「任せます」との返事をもらうことができた．全ての職種（医師（内科）・医師（皮膚科）・

訪問看護師・訪問介護士・在宅リハビリ職員・福祉用具・訪問入浴）に参加していただき，カンファレンスも行った．

サービス担当者会議での意見

① 在宅医より：褥瘡の治癒を促し，介護負担を軽減するために，バルーンカテーテルを留置するとよい．

② 病院より：妻の介護負担に配慮し，いざという時にはショートステイ的に入院できるようにする．

③ 病院医師より：体力低下や感染症のこともあり，訪問入浴ではなく，訪問看護による清拭がよいだろう．

考 察

　カンファレンス5日後に在宅生活スタートとなった．本人もとても満足している．在宅医がバルーンカテーテル留置をし，褥瘡も小さくなる．

　ショートステイ的な入院も可能となるよう調整をしてくれたことで，安心感が増したのか，特に困難な状態に陥ることがなく，介護・看護も連携できた．

　ケアマネジャーは本来業務のサービス調整に加え，本人の ACP をファシリテートする役割も担っている．また，一度に本人の意思を尊重するサポートが難しい場合には，段階的な支援が重要である．ケアマネジャーがどこまで本人の意思決定に踏み込むかは場合によるが，時におせっかい系の支援が有効である．

（藤野　裕行）

　本人の意向と周囲の意見が真っ二つに分かれてしまいました．退院までの時間など制約がある中で，本人の自己決定をよく支援されたと思います．反面，自宅に帰ってケアが十分でなく病状が悪化したとなると，予測されたリスクが回避されず無危害・善行が成り立たないことになります．関係者一同みんな悩むところですね．このように段階を踏んであらゆる方面から少しずつ進めてみたのは，とても参考になります．【清水】

　通常であればあきらめてしまうところを，「家に帰りたい」本人の意思を中心にすえて，どこにどう関わればかなえられるかを専門職として考え，段階的にかかわったことで，皆が納得することができたのだと思います．家に帰れた時の本人の喜ぶ姿が目に浮かびます．ちょっとおせっかい系の熱意のあるケアマネジャーが増えるといいですね．【横江】

意思決定支援用紙

患者背景

氏名：N さん		病名：全身に難治性褥瘡，結節性動脈炎
年齢：80 歳	性別：男性	これまでの生活・医療：要介護 5
家族構成 長男一家と二世帯で生活している．主介護者は妻で年齢は 80 歳である．長男の嫁は協力的である．金銭面も問題なし．		大学病院で入院中．結節性動脈炎と診断され，ステロイド剤の内服治療を受けている．褥瘡が背中に 2 か所，仙骨部 1 か所かかとに 2 か所ある．意識は常にしっかりされている．寝たきり状態である．

本人の意思

過　去	現　在	未　来
亭主関白，昔より自分の好きなことをやって生活している．妻とも仲よく一緒にグラウンドゴルフを行っていたり，仕事も頑張ってやってきた．若い時より病気知らずで元気であった．	寝たきりであるが，意識は常にしっかりされている．こんな病院生活嫌だ！早く家に帰りたい．自分が頑張って建てた家で死にたい．頼む！家に帰してくれ！	施設入所を勧められることになるとは考えておらず，家に退院できると信じている．

現在の生活・医療の状況	家族の意向
医療側：もう医療で行える治療はないので施設を探してほしい．家に帰るのは無理．老老介護は無理！管理できない！ **ケアマネジャー**：無理と決めつける前に，まだできることはあるのではないかと思うが…．	**妻**：夫が毎日言っているように家に帰してあげたい．しかし長男夫婦がダメと言ったらどうしよう…． **長男**：医師が言ったことに対して「はい！わかりました！」と答えるのみで，それ以外の選択肢があるとは考えられない．

支援のポイント

カンファレンス終了後，いきなりの話の展開であったため，長男と話し合う．本人・妻の意思については確認してあったものの，意見がまとまっていなかったので，もう一度病院側にカンファレンスを申し込み，本人が家に帰りたいと言っているので何とかできないか再度検討した．
その際，すぐの退院の提案は病院にも家族にも受け入れがたいと考えられたため，まずは両者が受け入れられるような提案から始めた．

合意形成に向けた具体的アプローチ・結果

家族に介護保険のサービスを説明し，医療側にまずは転院の可能性を探った．
転院後，家族のリロケーションダメージの軽減，家族の理解，介護者である妻への介護指導のためのお試し外泊にチャレンジした．お試し外泊を 4 回繰り返し，家で介護をすることに対して長男の理解を得ることができた．入院先で 3 回にわたり自宅に帰るための会議を行い，家族指導も同時に行った．外泊を繰り返していくうちに長男はケアマネとの対話も前向きになった．妻は長男が了承してくれたことで表情も明るくなった．実際に在宅介護が始まると，本人も満足，二世帯で介護も行ってくれている．褥瘡の方は治ったり，悪化の繰り返しであったが，本人は満足して自分が建てた家で最期を迎えることができた．

17 施設を望む家族，ADLや社会性低下の予防を勧める医療者，突然死も承知で病院を拒否し自宅にいたい末期の気管支拡張症患者

年齢：80	場：在宅	時間：月単位	本人の現在意思：あり	代理意思決定者：明確／不要
対立（人）：本人／家族，本人／支援者		対立（事項）：介護負担，生活場所，救急搬送，医療処置・（延命）治療		倫理的課題：自律，無危害，善行

概　要

Hさん　80歳　女性

[病名]　気管支拡張症

[経過]　若い頃は縫製技術者で家計を支えた．もともと喘息の持病があり呼吸苦は以前よりあり病院に通院していた．腰痛のため動くことができなくなり脊柱管狭窄症の手術を受けた．術後リハビリ目的で老人介護保険施設に入所するも本人の意欲低下が著しくリハビリもほとんどしないまま退所となった．退所後は自宅で生活を始めたが，団地の5階でエレベーターもないことからほとんど外出もせず，トイレに行く以外はほとんどの時間をベッド上で過ごす．デイサービス利用を勧めたり外出支援の利用を勧めたりしたが本人，夫共に拒否．週2回の看護師による訪問看護と医師による居宅療養管理指導を行う．平成29年12月頃より気管支拡張症で在宅酸素が必要な状況となる．平成30年5月頃より心臓の状態も悪化．酸素の管理や動作時の酸素飽和度，入浴時の身体状況についても注意が必要な状況となる．入浴時に突然死のリスクもあったため看護師での入浴を医師から勧められ週2回の訪問看護による入浴開始する．

[サービス]　訪問看護，訪問診療，福祉用具貸与

[家族構成]　夫と2人暮らし．2人の息子は独立して近隣に住んでいる．次男は家庭を持っているが，教師で共働きのため休みの日も忙しく本人宅に来訪するのは年に2回程度．長男は近隣に住んでいるが仕事のためほとんど来訪することはない．高齢の夫が本人の介護を担っている．

本人・家族の意思と，介護・医療提供者の判断

本人の意思

過去：子どもは男の子2人．若い頃は縫製技術者として家計を支えながら家事も行った．昔から喘息の持病はあったが特に大きな病気をしないできた．

現在：昔から喘息で息が苦しいのには慣れている．何をしても苦しいのは変わらない．もうやることもないし楽しいこともないのでこのままベッドで寝ていたい．寝ていれば苦しくもないし痛くもない．

未来：自分はもうどうなってもいい．苦しいのも痛いのも嫌．このまま静かに自宅で寝ていたい．病院に受診しても息が苦しいのは変わらない．治療はしなくてもいいので，自然のまま最期を迎えたい．

介護・医療提供者の判断

ケアマネジャー：このままの生活が続けば更なる心肺機能の低下と筋力低下をきたし，ベッド上での生活を余儀なくされる．自宅で生活していくためにこれ以上 ADL が低下しないようにしたい．

主治医：本人の身体状況を考えると団地の 5 階という住環境のため受診は困難．呼吸器や心臓の専門外来にかかってほしいと思うが治療を希望しないというなら，このまま経過をみていてもいいと思う．

訪問看護師：他者との関わりが少ないため認知機能の低下は否めない．夫の介護負担が重く，デイサービスやショートステイ，訪問介護等も利用した方がいいが，利用料の負担もあるため，今は本人の身体機能が低下しないよう少しずつ運動を行っている．

福祉用具：1 日のほとんどの時間をベッド上で過ごしているため褥瘡ができないように褥瘡予防マットの導入を行っている．特殊寝台も導入しているため背上げを利用して 1 日数時間座位を取る時間をもった方がいいと思う．可能であればリクライニングの車いすでの座位保持を提案したい．

家族の意向

長男：仕事が忙しく介護は父に任せてある．自宅で母を看るのが大変であれば施設入所も考えたらどうか．

次男：夫婦で休日も休めないような仕事をしているため介護の支援は困難．父も高齢のため本人を施設入所させて父と同居してもいい．

夫：一日中ベッドで横になっている．食事は居間で座って食べるが腰が痛いと言い 5 分も座ってくれない．ごはんも掻き込むように食べてすぐにベッドで寝てしまう．トイレは軽介助で行くことができているので少しの時間でもいいので，いすに座るようにしてほしい．気管支拡張症のため呼吸苦で夜昼となく苦しいと言っている．毎日のことなのでそろそろ聞くのが苦痛になってきた．体もきつくなってきたので施設入所をしてほしい．

支援のポイント

　本人はこのまま何もせずに自宅で最期まで寝ていたいと希望している一方，夫は施設入所を希望しており，2 人の希望にずれが生じている．息子 2 人が，現在の両親の状況をどこまで具体的に理解しているかは不明．

サービス担当者会議での意見

① 年末に喉から大量出血し救急搬送，1 週間の入院加療を受けた．呼吸器内科医から，気管支拡張症に関しては継続受診の必要はなく，今後も在宅酸素と投薬を在宅医により継続してほしい，ほかに問題となる疾患はなく，喀血や呼吸困難など緊急の場合には救急搬送するようにと指示を受けた．

② 喀血や呼吸困難などの場合でも治療は受けたくなかったのか？苦しいときはよくなるために治療を受けたいと考えていたのか，本人の気持ちを確認すべきだろう．

③ 自宅で最期まで過ごしたいと本人が考えるようになった理由がわかると，今後の方針もみえてくるかもしれない．

④ 家で最期まで過ごしたいという本人の希望をかなえるためには，夫の介護負担を減らす工夫が必要．

⑤ 本人や夫の希望を息子2人がどう受け止めているか確認したい．

具体的な実践

喀血や呼吸困難時にも搬送はせず家にいたいのか，そのような時には治療をうけたいのかを本人に確認し，夫や息子の意見のすり合わせを行った．

Hさん自身は，入院したくないから病院には行かないと話していたのであって，苦しい症状自体は我慢したくないと考えていることがわかった．そこで苦しい状況を緩和できるよう，訪問診療の医師や訪問看護師と連携を行った．

今後夫の介護負担については訪問介護サービスやショートステイの利用を勧めていくなどのアプローチを行った．

本人が希望する在宅で静かに最期を迎えられるよう医療や看護，介護と連携をとりチームアプローチを進めていきたい．

考　察

「いわゆる延命治療はしない」という決定を受け入れることができたとしても，リハビリなど含め何もしたくないという希望は，ほとんど全ての医療ケア提供者にとって受け入れ難いものではないだろうか．支援者がつらい思いや不全感を抱きつつ，それでも本人の希望実現のために動かなければならないというのは大きなストレスで，支援者側が倫理的姿勢で臨むことはもちろん大切だが，本人の希望の実現のためには支援者の感情も影響してくると感じる事例であった．

（柳井　道子）

医療系の関わり合いの中で進んでいるケースであり，施設入所における本人側のメリットを伝えられる介護関係者が存在していればと感じました．施設にも様々なよいところが存在します．本人の見解や視野を広げ，その後に意思確認を取ることも必要ではないかと，少し残念に感じております．その関わり合いを持った上で，自宅での生活を希望されるのであれば，配偶者の健康状態を考慮しながらの提案できるのではないかと感じます．夫婦で生活してきた中で，お互いを思いやるという観点も汲みとりながら，お互いの意思が語り合える関係性の構築．そんなACPのカタチも，これからの時代において課題となるのではないか？という点で，参考になる事例であったと思います．【瀬口】

突然死の可能性がある中で，本人の病院受診・通所サービスの拒否や，高齢の夫が主介護者である難しい事例です．本人の在宅で過ごしたいという意向を踏まえて，本人の苦痛緩和と，夫の介護負担を軽減していくかということを目指して，在宅サービスを中心にサービスの再構築を行って取り組まれています．本人の意向に沿った生活を過ごすために，今ある現状の中で最善を考えていくことが重要であることに改めて気づかせてくれたと思います．【岩﨑】

意思決定支援用紙

<table>
<tr><th colspan="4" style="text-align:center">患 者 背 景</th></tr>
<tr><td colspan="2">氏名：Hさん</td><td colspan="2">病名：気管支拡張症</td></tr>
<tr><td>年齢：80歳</td><td>性別：女性</td><td colspan="2">これまでの生活・医療</td></tr>
<tr><td colspan="2">家族構成

夫との二人暮らし．長男は独身．近隣に住んでいる．次男家族は他県に住んでいる．</td><td colspan="2">脊柱管狭窄症，気管支拡張症などの持病があり在宅酸素療法を導入．歩行が困難．息子家族が近隣に住んでいるが迷惑をかけたくない．昔から喘息だったため息が苦しいのには慣れている．介護保険を使い安心して在宅生活を送りたい．</td></tr>
</table>

<table>
<tr><th colspan="3" style="text-align:center">本人の意思</th></tr>
<tr><th>過 去</th><th>現 在</th><th>未 来</th></tr>
<tr><td>昔から喘息だったため，苦しいのには慣れている．</td><td>自宅で生活をしたい．自分でできる限り自分の身の周りのことはしたい．</td><td>自宅で生活をしながら自然に任せて最期を迎えたい．病院で延命治療などはしたくない．痛かったり，苦しいことは嫌だ．</td></tr>
</table>

<table>
<tr><th colspan="1" style="text-align:center">現在の生活・医療の状況</th><th style="text-align:center">家族の意向</th></tr>
<tr><td>歩行は可能だが1メートル歩くと息が苦しくなり酸素飽和度が80台に下がる．少し休み息を整えると酸素飽和度は90台に復活する．腰痛と呼吸苦により5分程度しか座位が取れない．
ベッド上で寝たきりとなり心肺機能低下を起こし呼吸困難や心臓停止を起こす可能性がある．</td><td>夫：できる限り自宅で面倒を見てあげたいが，介護も大変になってきたので施設入所も考えてほしい．死ぬときは自然に任せたい．
長男：仕事が忙しく，介護は父に任せている．自宅で看るのが大変なら施設入所も考えては？
次男：夫婦で忙しく介護は困難．母を入所させ，父と同居してもよい．</td></tr>
</table>

支援のポイント

本人，夫の意思表明を息子たちはどう受け止めているかを確認する機会を持つ．息子たちが少しでも本人の介護に参加でき本人の今後について家族間で話し合いがもてるとよい．本人の呼吸苦の状況を少しでも改善でき静かに自宅で過ごせるようにしたい．

合意形成に向けた具体的アプローチ・結果

本人の体調や住環境から考えて，通所系のサービスについては今後も利用は困難と思われるため，通所系のサービスを勧めることは断念．訪問医療の医師や訪問看護師との関係は良好であり，夫の介護の精神的負担の軽減という側面から考えても，今後も訪問医療や訪問看護は継続する．本人の呼吸苦の問題が解決しなければ今後静かに最期を迎えることは難しいと思われるため，少しでも苦痛が取れるよう医師や訪看との連携を密にしていく．夫の介護負担の軽減が図れなければ在宅生活を続けていくことが困難となるため訪問介護を導入し，さらに時々ショートステイの利用も検討する．

ターミナル期に本人と家族の意向のずれ，療養場所を巡り医療職と介護職の意見のずれがあったが，話し合いを繰り返し，本人・家族の最善について向き合った事例

年齢：80	場：在宅	時間：週単位	本人の現在意思：あり	代理意思決定者：明確／必要
対立（人）：本人／家族，家族／支援者，支援者間		対立（事項）：生活場所，看取り，医療処置・（延命）治療		倫理的課題：自律，無危害，善行

概　要

Dさん　80歳　女性　要介護2

［病名］　糖尿病，胆管がん末期，フレイル

［経過］　60代から糖尿病で内服治療中．79歳の時，腰背部痛あり精密検査の結果，胆管がんと診断．ステントを挿入．熱発をするため入退院を繰り返す．その後，主治医より，余命半年と宣告されたが，その半年を越えた．「積極的な延命治療はしたくない．最期は自宅で迎えたい」との希望で退院．娘も在宅看取りを希望．

［家族構成］　娘と2人暮らし．他市に姉，姉の家族が暮らす．20年前に夫が他界．仕事後にギャンブルに行き，帰宅が遅く，娘は寂しい思いをして過ごしたことから，2人の間に確執がある．キーパーソンは娘．

本人・家族の意思と，介護・医療提供者の判断

本人の意思

過去：娘を出産後，介護施設で勤務し，定年まで勤める．色々な人の人生，生き死にを見てきた．がんの宣告を受ける前に，自身のアドバンス・ケア・プラン*を書面で表明し皆で共有している．①延命はしない，②娘が穏やかでいることを大切にしたい，というものであった．死後は，医療機関に献体へ出す手続きを済ませている．

現在：徐々に体調が悪化し，発語が難しい．寝ている時間が増え，声掛けに対する反応は少ない．本人の"延命はしない"という意思に相違がないのかは，確認できない．

未来：自身の死後，献体へ出す手続きを済ませており，書面にて"延命はしない"というアドバンス・ケア・プランを表明しているため，延命はしないという意思は変わらないだろう．

介護・医療提供者の判断

　経口摂取が困難となったため，今後の予後としては長くはないだろう．急変もあり得る．エンドオブライフ期にあるため，点滴をすると近い将来，浮腫や全身倦怠感等の苦痛症状を生じる可能性があるが，少し延命できる可能性もある．

---

*　アドバンス・ケア・プランとは，アドバンス・ケア・プランニングを行い，明らかになった本人の価値観などを反映した，選好などのこと

家族の意向

　経口摂取が困難となってきた時に，「何かしてあげたい」「黙って見ていられない」という感情から点滴を希望．医師や訪問看護師らの延命をするメリット・デメリットについての説明に対し，ショックから，「何もしないことは，見殺しにすることですか!?」「母を殺せということですか!?」と混乱の発言がある．

支援のポイント

　点滴についての本人の意向と娘の意向のずれ，療養場所について，医療職と介護職の意見のずれ，この2つのずれについて，医療ケアチームで何度も話し合うことを大切にした．
サービス担当者会議での意見
① 緊急時の対応と，連絡先を周知する．
② 市が導入している医療・介護の連携 ICT ネットワークを使い，情報共有し，スピーディーな支援体制を築く．

具体的実践

　点滴についての本人の意向と娘の意向にずれがある．本人は，点滴などの延命治療を望んでいない．娘は様々な感情から点滴の治療を望んでいる．娘の反応を受け，医療・ケアチームで話し合った．とにかく娘の辛い気持ちを聴くことに徹した．元々，本人が仕事帰りにギャンブルをして帰宅が遅く，ギャンブル先へ電話し，連絡を取っていたという過去も聞いている．過去の確執がある上での娘の看取りに対する気持ちに共感し，寄り添っていくことを大切にした．訪問看護師への憤りが出た際は，ケアマネジャーは一貫して娘の感情のフォローに徹し，娘の前で訪問看護師の擁護はしないことを，訪問看護師と決めた．

　また療養場所についても，医療職と介護職の意見がずれた．医療職は，①今の娘の精神状態では，このまま自宅での看取りは困難ではないか？②精神的な負担が大きいので，施設看取りへ切り替えた方がよいのではないか？　一方，介護職は，①本人は，娘との時間を過ごしたいと希望していた．その希望はずっと一貫していた，②本人は，娘と一緒にいたいと思う，という意見であった．これらを踏まえ，チームで再度考え直した．①本人の意思を尊重（延命はしない）することが最善．②娘が穏やかでいること（娘の気持ちを尊重）が最善．どちらも本人にとっては最善だ．しかし，今回は「延命はしない」というアドバンス・ケア・プランと「娘が穏やかでいるために娘の気持ちを優先する」というアドバンス・ケア・プラン，この2つの両立は困難である．しかし，もう一度，過去からの本人の思いは一貫して，【娘と一緒にいたい．娘が穏やかでいることが大切】という気持ちに立ち返り，「延命しないことよりも娘の平穏を選ぶだろう」という結論に至った．そのまま自宅で，娘の希望通り点滴を開始し，浮腫や全身倦怠感が生じないか見守りながらケアを継続した．そして1週間後，穏やかに旅立った．

考　察

　本人がターミナル期であること，本人のアドバンス・ケア・プランが表明されており，関係者間で共有されている中での娘の点滴希望は，医療ケアチーム間で大きな戸惑いを生んだ．しかし，「黙って見ていられない」「何かをしてあげたい」という娘の思いは共感できた．本人の表明したアドバンス・ケア・プランが，家族の感情と対立した時，本人のアドバンス・ケア・プランをどう支え，どう考えるのか？感情を言葉に出し，迷い・もがきながら，本人・家族と向き合った．専門職でありながら，時に市民感覚で家族の感情を受け止めることも必要と感じた．「何もしてあげられないことがつらくて，点滴は母の意向とは違ったかもしれませんが…肌を刺す点滴の針の感覚がわかるのならば，母がもう少しでも生きるために，何か手立てを講じていると伝えたかった」という娘の言葉は，とても重く響いた．アドバンス・ケア・プランが表明されていても，迷い・もがくことは多い．医療ケアチームで何度も話し合いを繰り返したことで，皆が1つになり本人・娘の最善について全力で向き合うことができた．

（大城　京子）

　「本人の表明したアドバンス・ケア・プランが，家族の感情と対立した時，本人の意思をどう支え，どう考えるのか？」という一文に目がとまりました．しかし「専門職でありながら，市民感覚で家族の感情を受け止めることも必要だと感じた」という内容に，皆さんも多くの学びを得られたのではないでしょうか．在宅介護を継続していく過程では，ご家族の協力やご家族の思いに寄り添うことは必要不可欠であり，その事例として深く感銘を受けました．また，医療職と介護職のずれに関する取りまとめ方に関しても，教科書レベルの参考事例であると感じます．ICTネットワークでのスピーディーな対応も活用すべき事例だと思います．【瀬口】

　本人の状態が悪化し，経口摂取が困難となったときに，延命治療は行わないという本人の意思と，点滴をしてあげたいという娘の希望との対立，さらに医療者間でも療養の場所を巡り意見が対立するという難しい事例だったと思います．医療ケアチームの，娘の本人との過去の確執の上での看取りに対する思いに寄り添いつつ，ご本人とご家族にとって何が最善か考え抜いたプロセスが非常に重要だったと思います．医療ケアチームで何度も話し合いを繰り返し，娘が穏やかでいることを望んでいたという合意に至ったことで，娘，医療ケアチーム共に悔いを残すことが少なくなったのではないでしょうか．医療ケアチームの真摯に向き合う姿勢は，娘へのケアにもつながっていたと思います．

【岩﨑】

意思決定支援用紙

<table>
<tr><td colspan="4" align="center">患 者 背 景</td></tr>
<tr><td colspan="2">氏名：Dさん</td><td colspan="2">病名：糖尿病，胆管がん末期，フレイル</td></tr>
<tr><td>年齢：80歳</td><td>性別：女性</td><td colspan="2">これまでの生活・医療：要介護2</td></tr>
<tr><td colspan="2">家族構成

娘と2人暮らし．他市に姉，姉の家族が暮らす．
20年前に夫が他界．
仕事後にギャンブルに行き，帰宅が遅く，娘は寂しい思いをして過ごしたことから，2人の間に確執がある．</td><td colspan="2">60代から糖尿病で内服治療中．79歳の時，腰背部痛あり精密検査の結果，胆管がんと診断．ステントを挿入．熱発をするため入退院を繰り返す．その後，主治医より，余命半年と宣告されたが，その半年を越えた．「積極的な延命治療はしたくない．最期は自宅で迎えたい」との希望で退院．娘も在宅看取りを希望．</td></tr>
</table>

<table>
<tr><td colspan="3" align="center">本人の意思</td></tr>
<tr><td align="center">過 去</td><td align="center">現 在</td><td align="center">未 来</td></tr>
<tr><td>娘を出産後，介護施設で勤務し定年まで勤める．色々な人の人生，生き死にを見てきた．がんの宣告を受ける前に，自身のアドバンス・ケア・プランを書面で表明し皆で共有している．①延命はしない，②娘が穏やかでいることを大切にしたいというものであった．死後は，医療機関へ献体へ出す手続きを済ませている．</td><td>徐々に体調が悪化し，発語が難しい．寝ている時間が増え，声掛けに対する反応は少ない．本人の"延命はしない"という意思に相違がないのかは，確認できない．</td><td>自身の死後，献体へ出す手続きを済ませており，書面にて"延命はしない"というアドバンス・ケア・プランを表明しているため，延命はしないという意思は変わらないだろう．</td></tr>
<tr><td align="center">現在の生活・医療の状況</td><td colspan="2" align="center">家族の意向</td></tr>
<tr><td>経口摂取が困難となったため，予後は長くはないだろう．急変もあり得る．エンドオブライフ期にあるため，点滴をすると近い将来，浮腫や全身倦怠感等の苦痛症状を生じる可能性があるが，少し延命できる可能性もある．</td><td colspan="2">経口摂取が困難となってきた時に，「何かしてあげたい」「黙って見ていられない」という感情から点滴を希望．医師や訪看らの延命をするメリット・デメリットについての説明に対し，ショックから，「何もしないことは，見殺しにすることですか!?」「母を殺せということですか!?」と混乱の発言がある．</td></tr>
</table>

支援のポイント

点滴についての本人の意向と娘の意向のずれ，療養場所について，医療者と介護職の意見のずれ，この2つのずれについて，医療ケアチームで何度も話し合うことを大切にした．

合意形成に向けた具体的アプローチ・結果

1）点滴についての本人の意向と娘の意向にずれがある．本人は，点滴などの延命治療を望んでいない．娘は様々な感情から点滴の治療を望んでいる．娘の反応を受け，医療・ケアチームで話し合った．とにかく娘のつらい気持ちを聴くことに徹した．元々，本人が仕事帰りにギャンブルをして帰宅が遅く，ギャンブル先へ電話し，連絡を取っていたという過去も聞いている．過去の確執がある上での娘の看取りに対する気持ちに共感し，寄り添っていくことを大切にした．訪看への憤りが出た際は，ケアマネは一貫して娘の感情のフォローに徹し，娘の前で訪看の擁護はしないことを，訪看と決めた．

2）療養場所について，医療者と介護職の意見がずれた．医療者は，①今の娘の精神状態では，このまま自宅での看取りは困難ではないか？②精神的な負担が大きいので，施設看取りへ切り替えた方がよいのではないか？介護職は，①本人は，娘との時間を過ごしたいと希望していた．その希望はずっと一貫していた．②本人は，娘と一緒にいたいと思う．というものであった．これらを踏まえ，チームで再度考え直した．①本人の意思を尊重（延命はしない）することが最善，②娘が穏やかでいること（娘の気持ちを尊重）が最善，どちらの意思も本人にとっては最善だ．しかし，今回は，「延命はしない」というアドバンス・ケア・プランと「娘が穏やかでいるために娘の気持ちを優先する」という，この2つの両立は困難である．しかし，もう一度，過去からの本人の思いは一貫して，「娘と一緒にいたい．娘が穏やかでいる事が大切」という気持ちに立ち返り，「延命しないことよりも娘の平穏を選ぶだろう」という結論に至った．そのまま自宅で，娘の希望通り点滴を開始し，浮腫や全身倦怠感が生じないか見守りながらケアを継続した．そして1週間後，穏やかに旅立った．

19 胃ろうや施設生活を望まないだろう本人の気持ちを知りつつも，金銭的困難の中，施設入所を決断した認知症患者家族

年齢：79	場：病院	時間：月単位	本人の現在意思：不明	代理意思決定者：明確／必要
対立（人）：家族間，本人／家族，家族／支援者		対立（事項）：生活場所，医療処置・（延命）治療，介護負担		倫理的課題：善行，自律，無危害

概　要

Ｔさん　79歳　男性　要介護5
[病名]　脳梗塞
[経過]　8年前に急性硬膜下血腫で手術．軽度の右麻痺，失語症は後遺するがADLほぼ自立，介護サービスを利用しながら妻の介護のもと自宅で暮らす．様子がおかしいことに妻が気づき救急車を要請し病院へ搬送．検査の結果，脳梗塞と診断．今の状態で口からの食事はできないので経鼻経管栄養になる旨説明があり家族は同意される．本人の状態は重度の左麻痺，話しかけに対してうなずく動作はあるが何に対してもうなずいており，話を理解されているかは不明．脳梗塞の状態が落ち着いたら退院となるが，栄養摂取の方法と退院後の療養場所をどうするか検討することとなった．
[サービス]　通所リハビリテーション
[家族構成]　妻と次女，孫の4人暮らし．県内に長女家族が住んでいる．

本人・家族の意思と介護・医療提供者の判断

本人の意思

過去：てんかん発作や骨折で入院を繰り返すが，その度に「自宅が一番いい」と話があった．脳外科や循環器科の受診を勧められていたが病院嫌いで受診拒否されていた．頑固な性格で妻の言うことは聞かなかった．事前の意思表示はされていなかった．

現在：「体つらくないですか」に対し手を強く握り返す動作や，話しかけに対してうなずく動作はあるが，何に対してもうなずいており，話を理解されているかは不明．

未来：自宅での生活を望むだろう．人工栄養は嫌がるだろう．胃ろうの場合は在宅でも管理しやすい．経鼻経管栄養の場合は管理が難しく人手が制限されている施設では受け入れてもらえない場合がある．自宅に戻る場合は慣れ親しんだ環境で過ごせるが，家族の介護負担が増える．

介護・医療提供者の判断

医師：脳梗塞の範囲が広く，リハビリをしても今より状態はよくならない．寝たきりの状態で口からの食事は困難．経鼻経管栄養を続けるか，他の人工栄養を選択するか検討が必要．

看護師：痰絡みあり，自身で排痰することもあるが，唾液が多いため2～3時間おきに痰の吸

引を行っている．退院後も頻回でなくてよいが痰の吸引は必要．

ケアマネジャー：退院後に必要な医療行為がある．家族の負担は増すが，サービスを使いながら自宅での生活が可能な場合もある．

家族の意向

妻：今まで何年も介護してきたので，何にしてもこれ以上みることはできない．

次女：涙をみせ言葉が出ない．

長女：母も大変と思うが，自宅で家族と一緒の方が父にとっていいのではと思う．施設の入所は金銭的に難しいので自宅でみていくしかないと思う．

支援のポイント

　本人の意思確認が難しい中で家族間での意見の食い違いがある．本人の気持ちを推察し，同居している次女も含め家族，医療・介護者が本人のためにどうすればよいか話し合い，意思決定を支援していく必要がある．

サービス担当者会議での意見

① 人工栄養に対して無益ではないとし，何らかの方法をとることは全員の意見が一致する．

② 療養場所について家族間で意見の違いがある．再度家族の意思を確認する必要がある．

③ 自宅にいることが最善とは言い切れない場合もある．金銭的に施設は難しいとあるが，最初から施設を除外して今後の選択肢を狭めるのはよくないのではないか．

具体的な実践

　再度病状の説明があり現在とれる栄養方法として経鼻経管栄養と胃ろうが示される．それぞれメリット，デメリットを確認する．長女は「父にとって胃ろうの方が体に負担が少ないのでは？自宅でみていくのにもよいのでは？」と話があり栄養摂取方法として胃ろうの方向で話が進む．自宅で過ごす場合に必要になると思われる医療・介護サービスや家族の負担，施設に入所する場合どういった種類の施設があるか，必要な情報を全員で確認する．療養場所について初回の話し合いで妻と長女の意見の違いがあったため再度確認すると，長女「自宅でみていくことで家族と話し合った」，次女「父はとても苦しそうに見える．病院嫌いな父だったので病院や施設は嫌がるかもしれない．不安はあるが，できることはやっていきたい」と話があり自宅で療養することに前向きであった．しかし妻は「話し合ったと言うけれど，自宅でみていくことは絶対にできない．介護の大変さがわかっていない」と話があり，その後も話し合いをするが妻の意見は変わらず，本人と面会しやすい自宅近くで施設入所を検討することとなった．

考　察

　急な出来事に対して病状や現実的な問題，今後の介護負担ばかりに目がいき本人の気持ちが後まわしになり，家族の意向が優先となってしまった感が否めない．今まで介護してきた妻の苦労を知っているだけに妻の話に耳を傾けがちになってしまうが，本人の意向や価値観，人生観等を考える場を持ち皆で推定意思を確認し，家族がどのように代理意思決定を実現していく

か医療介護者と共に十分な話し合いが必要であると感じた．現在は意思表示が困難でも今後何らかの方法で意思表示できるかもしれない．今後も本人の意思，家族の思いを確認していかなければならない．

（恵　彩）

　筆者はとても悩まれたと思います．筆者同様，医療・介護サービスを利用すれば在宅でも可能だと思われたので，妻が頑なに自宅は絶対無理！と言う理由が他にもあるのでは？と気になりました．本人の明確な意思は不明ですが，妻が考える本人の意思とは？本人ならばどう考えるか？を伺いたくなりました．主介護者が代理決定者として適格かどうかはわかりません．今回は主介護者の希望に沿った形となってしまったので，モヤモヤ感が残ってしまいました．【大城】

　この事例では，胃ろうや施設生活を望まないだろう本人の気持ちを知りつつ，介護負担のため在宅ケアは難しいと考える妻，金銭的困難の中，施設入所が難しいと考える長女，本人の最善を考えた医療ケア選択に関する葛藤と苦悩が描かれています．苦悩に寄り添ったケアが目に浮かびます．一方，本人の推定意思を考えた時，もし胃ろうを行わず自宅で自然な最期を迎える選択肢の提示がなかったのであれば，その提示があってもよかった，そう感じました．【西川】

意思決定支援用紙

患 者 背 景

氏名：Tさん		病名：脳梗塞
年齢：79歳	性別：男性	これまでの生活・医療：要介護5

家族構成	
妻と次女，孫の4人暮らし．県内に長女家族が住んでいる．	定年まで仕事をして退職後は自宅でゆっくり過ごす．趣味は旅行や登山等で体を動かすことが好きだった．8年前に急性硬膜下血腫で手術．軽度の右麻痺，失語症は後遺するものの ADL はほぼ自立，介護サービスを利用しながら妻の介護のもと自宅で暮らす．自身のことは自身でやりたいとの思いが強く，妻とはよくけんかをしていた．高血圧で内科にかかっていた．

本人の意思

過 去	現 在	未 来
てんかん発作や骨折で入退院を繰り返すがその度に「自宅が一番いい」と話があった．脳外科や循環器科の受診を勧められていたが病院嫌いで受診拒否されていた．薬の内服を嫌がり自己判断で中止してしまうこともあった．頑固な性格で妻のいうことは聞かなかった．事前の意思表示はされていなかった．	「体つらくないですか」に対し手を強く握り返す動作や話しかけに対してうなずく動作はあるが，何に対してもうなずいており，話を理解されているかは不明．	自宅での生活を望まれるだろう．人工栄養は嫌がるだろうが必要であれば本人の身体精神的に負担の少ない栄養摂取方法が望ましい．胃ろうの場合は在宅でも管理しやすい．経鼻経管栄養の場合は管理が難しく人手が制限されている施設では受け入れてもらえない場合がある．自宅に戻る場合は慣れ親しんだ環境で過ごせるが家族の介護負担が増える．

現在の生活・医療の状況	家族の意向
医師：脳梗塞の範囲が広くリハビリをしても今より状態はよくならない．寝たきりの状態で口からの食事は困難．経鼻経管栄養を続けるか，他の人工栄養を選択するか検討が必要． **看護師**：痰絡みあり，自身で排痰することもあるが唾液が多い為2〜3時間おきに痰の吸引を行っている．退院後も頻回でなくてよいが痰の吸引は必要． **ケアマネ**：退院後に必要な医療行為がある．家族の負担は増すがサービスを使いながら自宅での生活が可能な場合もある．	**妻**：今まで何年も介護してきたので何にしてもこれ以上みることはできない． **次女**：涙をみせ言葉が出ない． **長女**：母も大変と思うが自宅で家族と一緒の方が父にとってよいのではと思う．施設の入所は金銭的に難しいので自宅でみていくしかないと思う．

支援のポイント

本人の意思確認が難しい中で家族間での意見の違いがある．本人の気持ちを推察し，同居している次女も含め家族，介護医療関係者が本人のためにどうすればよいか話し合い意思決定を支援していく必要がある．

合意形成に向けた具体的アプローチ・結果

人工栄養に対して無益ではないとし，何らかの方法をとることは全員の意見が一致する．現在とれる栄養方法として経鼻経管栄養と胃ろうが示される．それぞれメリット，デメリットを確認する．長女は「父にとって胃ろうの方が体に負担が少ないのでは？自宅でみていくのにもよいのでは」と話があり栄養摂取方法として胃ろうの方向で話が進む．退院後に自宅で過ごす場合に必要になると思われる医療・介護サービスや家族の負担，施設に入所する場合どういった種類の施設があるか，必要な情報を確認する．療養場所について初回の話し合いで妻と長女の意見の違いがあったため再度確認すると，長女「自宅でみていくことで家族と話し合った」，次女「父はとても苦しそうに見える．病院嫌いな父だったので病院や施設は嫌がるかもしれない．不安はあるが，できることはやっていきたい」と話があり自宅で療養することに前向きであった．しかし妻は「話し合ったと言うけれど，自宅でみていくことは絶対にできない．介護の大変さがわかっていない」と話があり，その後も話し合いをするが妻の意見は変わらず，本人と面会しやすい自宅近くで施設入所を検討することとなった．

積極的治療を拒否している男性がん患者，治療を提案する医師，できる限り治療を受けてほしい妻に対する意思決定支援

年齢：79	場：在宅	時間：月単位	本人の現在意思：あり	代理意思決定者：明確／不要
対立（人）：本人／家族，本人／支援者，家族間，本人の過去／現在		対立（事項）：医療処置・（延命）治療，生活場所		倫理的課題：自律，善行，無危害，公平

概　要

患者　Hさん　79歳　男性　要介護2

[病名]　悪性リンパ腫・咽頭がん・肝細胞がん

[経過]　会社を早期退職し，独立．仕事に打ち込んでいたが，77歳時，悪性リンパ腫，咽頭がんと診断された．抗がん剤治療，放射線治療を行ったが，副作用で身体状態悪化し退職．要介護2の認定を受ける．その後再発はなく，経過観察をしていた2年後に肝細胞がんが新たに見つかり，治療を勧められたが，前回の治療がつらかったため，このまま痛みがないのであればもう治療はしないと宣言．主治医や妻より治療を勧められても，病気をしてまで長生きしなくていいと言い，内科の診察も拒否するようになった．今は痛みもないため，自由気ままに，好きなスポーツ観戦などをしながら過ごしている．

[サービス]　福祉用具貸与，医療機関でのリハビリ

[家族構成]　妻と2人暮らし．近隣に娘2人が住んでいる．キーパーソンは妻だが，年相応に理解力，判断力が低下している．次女が積極的に関わっているが仕事が忙しい．長女は持病があり介護は望めない．

本人・家族の意思と，介護・医療提供者の判断

本人の意思

過去：好きなように生きてきた．病気になってまで長生きしたくない．以前のがん治療がつらかったため今後は治療しない．痛みさえなければ何もしなくていい．

現在：今は痛みがないので，治療はせず，自分の好きなことだけして暮らしたい．入院はしたくない．ずっと家にいたい．通院もやめようと思っている．好きな野球観戦や旅行に元気なうちに行きたい．

未来：未治療のがんの増悪による痛みの出現は心配．自分は家にいたいが，妻は心配症で認知機能も衰えてきており，心臓病も抱えているので，最期まで自宅にいられるか…．

介護・医療提供者の判断

ケアマネジャー：本人のつらい治療はしたくないという気持ちと，1日でも長く生きてほしいという妻の気持ちがあり，治療を行うかどうか，家族間で意見が一致していない．本人も漠然

とこのまま治療をしなければどうなるのか，不安になっている．

今は痛みがないため，治療をしないと決めたが，今後がん末期に起こりうる状態を把握するためにも，受診が必要であると思われる．

主治医：一度だけ内科を受診し，肝細胞がんであること，治療をした方がよいことを話したがその後は受診を拒否し，治療が行えない状況．

福祉用具貸与：がん治療時の副作用で，身体機能の低下あり，起居動作や歩行が困難となった．歩行時転倒も繰り返している．状況に応じ，適切な福祉用具の利用と，自宅内の環境整備が必要．

医療系リハビリ：病気により外出機会が減り，身体機能が低下している．特に下肢筋力低下があり，歩行時転倒も増えているため，今後も定期的にリハビリが必要．

家族の意向

妻：できる治療は全てやって1日でも長く生きてほしい．痛みなどが出てきた時に自宅で1人で看るのは不安．

次女：本人がもう治療したくないというのであればその意思を尊重したい．ただ母のためには少しでも長く生きてほしいので，つらくない治療であれば受けてほしい．旅行や野球観戦に連れて行ってあげたい．

支援のポイント

　肝細胞がんについては未治療．受診拒否のため，主治医と話し合えていない．治療をしてほしい家族と本人の気持ちにずれがある．

サービス担当者会議での意見

① 妻の言うことは聞かないため，次女に間に入ってもらい治療法について主治医に相談し，治療を行わない場合どのような経過になっていくのかを確認してはどうか．

② 意思伝達ができるうちに，最期はどこでどのように過ごしたいかを次女に確認してもらう．

③ がんが進行した時の介護に不安を感じている妻には，緩和ケア病棟や訪問診療などもあり，1人で自宅で看るのではなく，チームで支援していくことを伝える．

④ 本人の「好きなことだけ行いたい」，次女の「旅行や野球観戦をさせてあげたい」を目標に支援を行う．

具体的な実践

　受診をし，主治医に治療法を確認した結果，つらくない治療であれば受けてもいいと本人が思えるようになった．妻も，病院でも自宅でも緩和ケアが受けられることを知り安心した．次女もつらくない治療法を主治医と相談するので，母のためにも長生きしてほしいと伝えた．

　本人は，1日でも長く生きていてほしいという妻の気持ちや，自分と妻の間に立つ次女の複雑な気持ちを知ることで，「つらかったからもういい」という自分1人の想いから脱出し，まだ自分は家族の思いに応えることができる，旅行や野球観戦を目標にもう少し頑張ってみようと思うようになった．主治医との話し合いを重ね，痛みや副作用の少ない方法で状況を見ながら治療をすることを勧められ，つらい思いをしないのであればと，治療を行っていくことを本

人が決めた.

考　察

　本人，妻，次女にそれぞれの思いがあり，皆が後悔しない方法を選んでほしかった.

　話を聞くうちに，主治医との話し合うことのないまま，漠然と治療はつらいからと拒否していることがわかったため，次女に間に入ってもらった. 治療法について詳しく知ることで，本人も納得し，治療をするとご自身の意思で決めることができた. また，旅行や野球観戦に行く目標を持つことで，家族の気持ちが一致し，前向きに治療にあたるようになった.

　本人の気持ちを聞くだけでなく，家族の気持ちも聞くことで，本人も家族の思いを再認識することができる. また，緩和ケアは病院でも自宅でも受けられることや，チームで支援していくことなどを前もって伝えることで，介護者の不安も少なくなる. 情報の発信や今後の支援の方向性などの話をすることも必要であると感じた.

（鈴木　典子）

　提案する情報量の多さ，ケアマネジャーの把握力と指揮力の高さに驚きました. 何より，ケアマネジャーがファシリテートするのではなく，家族が家族をファシリテートしたことがとても斬新です. 今回の事例では，次女へ的確な提案や助言をしたことで，両親それぞれの代弁者となり様々な言葉やピース（思い）をつなげています. 父と娘の目標が1つになったことで，さらに団結力が増したことでしょう. 不安や気がかりに対して，解消するための選択肢の多さや，皆がついているよという支援体制を築けたことも大きな後押しとなったと思います.【大城】

　本人の「治療を受けずにこのまま好きなことだけして暮らしたい」という思いと妻の「1日でも長く生きてほしい」という思いとの意見の相違に対して，両者の思いを汲み取れる次女を介して，医療者とのつながりが維持できた事例です. 内科の受診を拒否していた本人が1度だけ受診をした際に，主治医が目的をしっかり踏まえ本人の苦痛を和らげたことが医療につながり，家族への不安の軽減になったのではないかと思います.【高】

意思決定支援用紙

患者背景

氏名：Hさん		病名：悪性リンパ腫，咽頭がん，肝細胞がん
年齢：79歳	性別：男性	これまでの生活・医療：要介護2
家族構成 妻と2人暮らし．近隣に娘2人在住．長女は持病があり，あまり外出ができない．次女は仕事をしており常時介護は行えない．妻は年相応に認知機能の衰えがあり，理解力，判断力が低下している．		長年サラリーマンとして働き早期退職して会社を設立．がんと診断されて退職するまで仕事一筋だったが，趣味の旅行や野球観戦を楽しんでいた．元々人に頼ることが嫌いで，自由気ままに暮らしていた．悪性リンパ腫と咽頭がんでつらい治療をしたため，その他のがん治療に対しては積極的でない．

本人の意思

過 去	現 在	未 来
これまで好きなように生きてきた．病気になってまで長生きしたくないと常々言っていた．以前のがんの治療がとてもつらかったので，今回見つかったがんついては未治療．今後も痛みさえなければ何もしなくていいと言う．	現在は痛みがないため，治療はせず，自分の好きなことだけして暮らしたい．入院などはしたくない．ずっと家にいたい．通院もやめようと思っている．好きな野球観戦や旅行に元気なうちに行きたい．	未治療のがんの増悪による痛みの出現は心配．自分は家にいたいと思っているが，妻は心配症で少々の認知機能も衰えてきており，心臓病もあるため最後まで自宅にいられるのか．

現在の生活・医療の状況	家族の意向
好きなテレビを見て1日中家で過ごしている．病院へは経過観察のため，2～3か月に1回程度行っている．新たな肝細胞がんに対しては治療をしないと言い，受診はしておらず，未治療．	（妻）できる治療は全てやってほしい．1日でも長く生きてほしい．自宅で1人で看るのは不安． （次女）本人がもう治療をしたくないというのであればその意思を尊重したい．ただ母のためには少しでも長く生きてほしいので，つらくない治療であれば受けてほしい．旅行や野球観戦に連れて行ってあげたい．

支援のポイント

・肝細胞がんについては未治療だが，どのような治療をしていくのか主治医との話し合いが行えていない様子．次女が積極的に関わっているので，治療法について主治医と相談したり，治療を行わない場合，どのような経過になっていくのかを確認してみてはどうかと提案した．
・本人の意思伝達ができる元気なうちに，最期はどこでどの様に過ごしたいかを確認しておいてはと次女に伝えた．
・妻もがんの進行による痛み出現での介護に不安を感じているので，緩和ケア病棟や訪問診療などもあり，1人で看るのではなくチームで支援していくことを伝えた．
・本人の好きなことだけ行いたい，次女の旅行や野球観戦をさせてあげたい，を目標に支援を行っていく．

合意形成に向けた具体的アプローチ・結果

・受診をし，主治医に治療法を確認．つらくない治療であれば受けてもいいと本人は思えるようになった．
・次女もつらくない治療法を主治医と相談し，母のためにも長生きしてほしいと伝え，本人も納得していた．
・妻もがんが進行しても緩和ケアがある病院や本人が望めば自宅での診療も受けられることで安心していた．
・本人や旅行や野球観戦を目標にまた，妻の気持ちも知り，もう少し頑張ってみようと思うようになった．
・主治医との話し合いを重ね，痛みや副作用の少ない方法で，状態を見ながら治療をすることを勧められ，つらい思いをしないのであれば治療を行うことを本人が決めた．

本人の意思は最期まで自宅だが，急な発熱による意識障害が生じ，入院を選択しないことが本人にとっての最善なのか周囲が悩んだ事例

年齢：76	場：在宅	時間：日単位	本人の現在意思：あり	代理意思決定者：明確／必要
対立（人）：支援者間，本人の過去／現在		対立（事項）：救急搬送，医療処置・（延命）治療		倫理的課題：自律，善行

概　要

A さん　76 歳　女性　要介護 2

[病名]　ポリオ，皮膚がん，大腸がん，肝臓がん，肺がん

[経過]　62 歳時，皮膚がんを発症し，左足指の切断手術を受ける．72 歳で大腸がん，74 歳で肝臓がん，肺がんが見つかり，それぞれ手術後化学療法をしていたが，副作用が強く中止した後は自宅療養となった．疼痛は継続的にあり，鎮痛薬は毎日処方されていた．76 歳時，40℃以上の発熱を契機に意識がもうろうとなる．主治医からは，「がんの末期症状の発熱と思われるが，確定診断は難しい．病状が急変することは十分考えられる．Aさんが同意されるのであれば入院した方がよいかもしれない」と言われた．Aさんに入院の意思を訊ねても反応がなかった．弟は，以前から「この家にいたい」と聞いていたので，入院は避けたいと思いながらも，入院したら回復するのではないかと迷いがあった．

[サービス]　訪問診療，訪問看護，訪問介護，福祉用具貸与，通院や遠出の外出は自立支援の移動支援を利用

[家族構成]　独居，4 人きょうだいの長女で，妹は週 2 〜 3 回訪問．上の弟は 1 年前に他界している．隣に住む末の弟は退職し，食事の用意をするなど何かと面倒を見ていた．キーパーソンは末弟．

本人・家族の意思と，介護・医療提供者の判断

本人の意思

過去：1 歳半の時ポリオを発症し，通院途中に母の背で被爆する．ポリオの後遺症として，両下肢麻痺のため歩行不能となる．機械編みの収入と障害年金で生計を立てていた．家の中は座位のいざり移動で生活し，電動カートを運転して外出や庭いじりをしていた．58 歳時，末弟一家の転勤を機に，両親から独立し，座位で生活できる家を弟の敷地内に建て独居生活を始めた．転居後も積極的に地域サークルに参加し，俳句や短歌，絵手紙などの趣味を楽しんでいた．がんが再発したとき，遺言書を作成し，エンディングノートに「延命治療はしないでほしい」と明記，医師や介護スタッフには「この家で最期まで過ごしたい」，サークル仲間には「延命治療，特に人工呼吸器や胃ろう造設はしたくない」と話していた．ヘルパーさんたちが一番自分のことや家の中のことをよく知ってくれているので安心できると言っていた．

現在：Ａさんの名前を大きな声で呼ぶと，かすかにうなずくが入院するかと聞くと全く反応がない．当日朝，訪問した看護師には，「この家がいいけど，あんまりわがままばっかり言っちゃいけんしね」と話していた．

未来：回復するかもしれないが，このまま亡くなられるかもしれない．Ａさんは人工呼吸器や胃ろう造設以外の延命治療の拒否はないので経口摂取が難しくなっても，在宅療養は可能かもしれない．

介護・医療提供者の判断

医師：がんが再発転移して２年になる．今回の発熱は突然の変化ではなく，がん末期の症状と思われる．一度入院をして検査をすることで予後予測が見極められる．熱が下がり意識が回復すれば食事摂取や呼吸も安定しているので，熱が下がれば，回復する可能性はある．在宅療養を継続できるのではないか．

訪問看護師：食欲は低下しているがまだ経口摂取できる．疼痛が出現しているが鎮痛薬が効いている．Ａさんは，「家にいたいが弟の白髪が増えてきている，申し訳ない」と言っていた．本人の意思を尊重したら，このまま在宅療養がよいのではないか．

介護支援専門員：「救急車は呼ばないでほしい」と言っていたので，入院することは望んでいないだろう．なじみのヘルパーたちを信頼しており在宅生活の大きな支えになっている．

介護職：障害もあり，この家が一番暮らしやすい環境だろう．この先，意識が回復した時に目にするものが，病室の白い壁よりなじみの顔や居室の風景の方が安心かと思うので，在宅療養でよいのではないか．

家族の意向

末弟：忙しかった両親の代わりに姉に育てられたので，姉の面倒をこれからしっかり見ようと思っていた．このまま死んでしまうと姉に何もしてあげていないという心残りがある．その反面，痛みが増して，状態が変化していく姉は想像できない．介護が上手くできるか不安がある．

支援のポイント

　在宅か入院かの選択が急がれた．末弟はほぼ在宅を選択していながらも「入院した方が，早くよくなり，楽になるのではないか」「入院して熱を下げてもらえたら，元にもどるのではないか」と判断に迷っていた．Ａさんがこれまで大事にしてきたことや家族やサークル仲間，医療，介護の関係者などに話していたエピソードやエンディングノートがあることを確認し支援スタッフと共有した．判断に悩む末弟夫婦をＡさんの意思を尊重することに焦点を当てて支援した．

サービス担当者会議での意見

　Ａさんの意思は，医療介護スタッフによる長年の支援で聞くことができたが，末弟が在宅を決定できない気持ちに支援者が寄り添い，迷いを具体的にひもとくためには，Ａさんの意思と末弟の意思の一致点を見い出していく支援が必要である．

具体的な実践

末弟に在宅を選択することへの迷いや不安が出てきたため，延命治療はしないでほしいと書いたエンディングノートがあること，障害に合わせて建てた自宅への愛着を家族やヘルパー，訪問看護師に話していたことなどを末弟含め支援者皆で伝え合った．名前を呼ぶと反応があるが入院するかと聞くと反応がなかったことから，入院を勧めた医師も「入院が最善の選択とは言えない」と話した．末弟の嫁が医師に「今の状態で入院してする処置と家でする処置に違いがありますか」と問うと「ほぼ同じことができ，夜間は看護師も様子を見ることができる」と返答があった．嫁が「この家で治療してください．夜は私がしばらく泊まり様子を見ます」と言ったことで，不安が残っていた末弟も覚悟し，全員一致で在宅療養を選択した．

考　察

Aさんも家族も心構えはしていたつもりだったが，病状が急変したことで，迷いや不安が生じた．Aさんにとっての最善を考える準備も覚悟もできていなかったが，それは医療職も介護職も同じだった．

また，一般に支援者は本人の過去のエピソードや現在の状況，未来の見極めから，支援者の価値観や死生観で本人の意思を推測する．Aさんの「救急車は呼ばないでほしい」という言葉にも，「どうしてですか？」とは聞かないで，「Aさんは入院したくない」と判断していたが，Aさんの意識回復後に真意を訊ねたところ，「救急車だと，どこに連れて行かれるかわからない．主治医のいる病院で診てもらうのは安心できるけど，知らない病院に行くのは嫌だから，救急車は呼ばないでほしい」ということだった．本心は見えづらく人の気持ちは変わる．だからこそ，1人の意見や考えではなく，多職種の視点から本人の本当の意思は何かと問うていくことが必要と考える．

（油野　初音）

本人の意思決定支援をする時期は，この事例から見ても早い段階で行うべきであると感じました．明確な意思として聞き取れることに相違ないが，日常会話の中から終末期の話題を出し，インタビュー形式のように引き出す術を周知してもらいたいとも感じました．生を受けることと死を迎えることは，100パーセント平等に存在する，そのような考え方を一般の方々に理解していただくために，「もしバナゲーム」の普及は必要不可欠なのかもしれません．終末期を身近に話す機会を増やしていく活動も，私たちの責務であると改めて感じられた事例でした．【瀬口】

関わってきた人々が，本人が今まで表現していた“本人の希望のピース”を持ち寄り，本人にとっての最善をじっくりと話し合い，皆が納得して方向性を決めることができた，素晴らしい支援だと思います．表面上の言動だけで判断するのではなく，その真意を掘り下げて考えることの必要性も示唆してくれています．【横江】

意思決定支援用紙

患 者 背 景	
氏名：Ａさん	病名：ポリオ，皮膚がん，大腸がん，肝臓がん，肺がん
年齢：76歳 　　性別：女性	これまでの生活・医療：要介護2
家族構成 独居　4人きょうだいの長女で，妹は同市内に在住．末弟は退職し，隣に住むＡさんの食事を用意するなどいろいろ面倒を見ている． キーパーソン：末弟	1歳半の時にポリオに罹患し両下肢麻痺で歩行不能となり座位での自立生活をしていた．62歳の時，左足指の皮膚がんを発症し，指の切断手術を受ける．72歳で大腸がん，74歳で肝臓がん，肺がんが見つかり，それぞれ手術後化学療法をしていたが，副作用が強く中止した後は自宅療養となった．疼痛は継続的にあり，鎮痛薬は毎日処方されていた．76歳の5月の夕方，40℃以上の発熱から意識がもうろうとなる．

本人の意思		
過　去	現　在	未　来
58歳の時，頼りにしていた弟一家の転勤を機に，両親から独立し，座位移動で生活ができる構造の家を建て独居生活を始めた．エンディングノートに「延命治療は希望しない」の記述がある．知人にも人工呼吸器や胃ろう造設はしたくないと話していた．医師や介護スタッフには，「最期までこの家で過ごしたい」と話していた．	Ａさんの名前を大きな声で呼ぶと，かすかにうなずいたと聞くと全く反応がない．なじみのヘルパーたちが自分のことや家のことを知ってくれているので安心だ．この家が一番暮らしやすいと話していた．	熱が下がれば意識も回復するかもしれないが，このまま死に至るかもしれない．Ａさんは人工呼吸器や胃ろう造設以外の延命治療の拒否はないので経口摂取が難しくなっても点滴療法と介護サービス導入で，在宅療養は可能かもしれない．

現在の生活・医療の状況	家族の意向
主治医：がんが再発転移して2年になる．今回の発熱は突然の変化ではなく，がん末期の症状と思われる．詳しい検査も含めて一度入院をして検査をすることで予後予測が見極められる． **訪看**：食欲は低下しているがまだ経口摂取できる．疼痛が出現しているが鎮痛薬が効いている．この家が本人にとって一番暮らしやすい環境である．意識が回復した時になじみの顔や居室の風景が見える方がどんなにホッとするだろう．	**末弟**：きょうだいの末っ子で，農業で忙しかった両親の代わりに，姉に育てられたので，姉の面倒をこれからもしっかり見たいと思っていた．このまま意識が戻らず，死んでしまうと姉に何もしてあげていないという心残りがある．その反面，痛みが増して，状態が変化していく姉は想像できない．介護が上手くできるか不安がある．

⬇

支援のポイント

Ａさんの病気が急変したことで，在宅か入院かの選択が急がれる．この家に住ませてあげたいと思う反面，このまま死んでしまったら心残りがあると言っている末弟に対して，短い時間の中でも，本人の意思が確認できる術を試みる．Ａさんのこれまで過ごしてきた中で大事にしてきたことやがんになって家族やサークル仲間，医療，介護の関係者などに話していたエピソードやエンディングノートがあることを確認し共有する．判断に悩む末弟夫婦とＡさんの意思を尊重することに焦点を当てて支援する．

⬇

合意形成に向けた具体的アプローチ・結果

末弟に在宅を選択することへの迷いや不安が出てきたため延命治療はしないでほしいと書いたエンディングノートがあること．障害に合わせて暮らしやすく建てた自宅への愛着を家族やヘルパー，訪問看護師に話していたことなどを末弟含め支援者皆で伝え合った．Ａさんの傍で代わるがわる名前を呼び意思を確認しようと試みた．名前を呼ぶと反応があるが入院するかと聞くと反応がなかったことから，入院を勧めた医師も入院が最善の選択とは言えないと話した．ずっと黙っていた末弟の嫁が医師に「今の状態で入院してする処置と家でする処置に違いがありますか」と問うと，「ほぼ同じことができ，夜間は看護師が様子を見ることができる」と返答があった．その時，嫁が意を決したように「この家で治療してください．夜は私がしばらく泊まり様子を見ます」と言ったことで，不安が残っていた末弟も覚悟した様子だった．そして，全員一致で在宅療養を選択する結果となった．

住み慣れた自宅での最期はかなわなかったが，夫の休職の決断後，先に逝く悔しさと向き合いながら穏やかな時間を手に入れた女性

年齢：73	場：在宅	時間：月単位	本人の現在意思：あり	代理意思決定者：明確／必要
対立（人）：本人／家族	対立（事項）：生活場所，看取り，介護負担		倫理的課題：自律，無危害，善行	

概　要

M さん　73歳　女性　要介護1

[病名]　膵がん（末期）

[経過]　今まで大きな病気をしたことがなく，夫，長男と3人暮らしをしていたが，約2年前に膵がんを発症．ここ数か月で疼痛（右脇腹痛），食欲不振，体力低下，体重減などが顕著に見られ，病気が進行している．体調不良時には入院する．病院は自宅から近くの緩和ケア病棟がある病院にて対応している．入退院を繰り返している状況であり，本人，家族共に最期が近づいているのはわかっている．

[サービス]　特殊寝台，特殊寝台付属品（介護保険で要介護1のため，例外給付にて対応），訪問看護（医療保険にて対応）．

[家族構成]　夫，長男と3人暮らし．子どもは2人．

次男は近隣市に在住．キーパーソンは夫．

同居の長男と近隣市に住む次男の援助は期待しづらい．

本人・家族の意思と，介護・医療提供者の判断

本人の意思

過去：5人きょうだいの長女ということもあり，責任感が強い．できるだけ援助されたくない．家事は自分の役割だと言い切っていた．家族や俳句仲間の知人などに迷惑をかけたくない思いが強かった．また，体調が思わしくない時でも，メイクは欠かさずに身だしなみもしっかりしており，几帳面な性格であった．

現在：迫りくる死に対して，精神面での不安定さが顕著．在宅時には，「身体がしんどくてもう我慢できない」「もう死んじゃいたい」「入院させてほしい」，入院時には，「病院にいると牢屋に入れられているようだわ」「早く家に帰りたい」などの発言が多々ある．

未来：家族（夫）の意向から，最期は病院で迎えると思われる．最愛の夫よりも先に逝く悔しさが強いだろう．これから先の夫に対しての心配が尽きないだろう．やり残したこともあり，無念な思いだろう．また，今後は弱った自分自身を見られたくないなどの思いから，家族以外の面会を拒否する可能性がある．

介護・医療提供者の判断

ケアマネジャー：本人の意思を最優先させていただくつもりです．本人は夫と相談して決めることと思います．在宅で最期を迎えるのであれば，訪問診療等の必要なサービス調整はします．ケアマネジャーとして，最期まで支援させていただきます．

主治医：今度入院するなら，自宅には戻れないでしょう．病院で最期を迎えると思ってください．本人の状態に合わせて，必要時には医療行為を実施します．

訪問看護師：在宅で看取る意向があれば，できる限りのサポートはします．

福祉用具：起き上がり，立ち上がりが大変であり，介護ベッドは不可欠です．

家族の意向

夫：妻が気に入っている自宅で可能な限り面倒を看てあげたい．妻は自分自身がそう長くないことはわかっています．妻の最期を住み慣れた自宅がいいのか病院かで私自身もまだ迷っていますが，病院の方が何かと安心できるのが私の本音です．⇒2人の子どもは夫の意向に賛同とのこと（夫からの聞き取りより）．

支援のポイント

残り少ない人生において，本人が一番望んでいる生活の実現ができるかどうか（住み慣れた自宅にて，最愛の夫と一緒に長く過ごせる時間の確保を望んでいるのか．病院での安全な環境にて，家族に迷惑をかけずに過ごしていくことを望んでいるのか）．夫は病院で，との気持ちがあり，本人との思いの相違が出る可能性がある．本人は現段階ではまだ迷っている．本人，夫双方の思いを受け入れ，両者が納得する最期の場所が決まるように支援する必要がある．

サービス担当者会議での意見

① 疼痛（右脇腹痛）や食欲不振，体力低下，体重減などもあり，身体への負担が大きくなっているため，サービス利用にて必要な処置の実践や身体への負担軽減を図っていく．

② 在宅での看取りを希望された場合には，訪問診療が必要である．

③ 在宅か病院かの選択は本人の意思を最優先とする．

具体的実践

最期を迎えるにあたり，弱った自分自身を見られたくないなどの思いから，家族以外の面会を拒否気味（ケアマネジャーの面会も拒否）になる時もあったが，Mさん自身のコミュニケーション能力に問題はなく，キーパーソンである夫との関係も良好であるため，そのような時は本人の気持ちを尊重し間接的に支援を行った．またその際も常に，最愛の夫と共に過ごす時間を可能な限り確保していくことを心がけた．

以前に夫から，本人と長く一緒にいたいので，仕事を辞めようかという話があったため，再度夫の意向を確認したところ，夫は仕事を休職し，本人に寄り添う時間を長く確保できた．Mさんも最愛の夫と一緒に過ごす時間が幸せだった．

また，本人が最期に望んでいた趣味の俳句を俳句仲間と一緒に行えた．

最愛の夫の意向が本人の心を動かし，最期を病院で迎える形となった．

考　察

　夫によると，仲間との俳句の際に，本人は涙ぐんでいたとのこと，弱った自分を見られたくないという思いの強かった M さんだが，本人の希望で心が通じ合う仲間と一緒に過ごす時間が確保できたことは，本人にとって何よりも嬉しかったであろう．

　最期を病院で迎える形となったが，それは夫が仕事を休み，M さんのケアに専念するようになったことで，「夫は不安な気持ちの中，できるだけのことをしてくれている．入院すれば夫の不安は減り，入院しても夫はきっとできるだけのことをしてくれる」と M さん自身が感じることができたからだったのではないか．ケアマネジャーとしては，本人の意思と夫の意向を尊重し，本人の一番望んだ形で最期を迎える支援ができたのではないかと考える．

（田中　順一）

　メイクを欠かさないなど，本人のこだわりやピース（価値観・希望）が見える事例です．最期の場の選択で，本人の揺れ動く感情と夫の病院でという感情にずれがありましたが，最後は，家族の感情の安定＝本人の感情の安定に着地しました．時に，医療・ケアチームでも各役割を忠実に実行することが難しい状況もあります．ACP は，本人の思いに沿おうとする姿勢やそのプロセスです．仲間や夫と過ごせたことは，本人の希望に沿え，愛する人たちのぬくもりを感じられるとても素敵なひとときだったでしょう．そのことを何よりも大切だということを知っていたからこその関わりですね！

【大城】

　自分の死期を確実なものと意識した中で，残された時間を大切な人々といかにして過ごすか．治療や最期を迎える場の選択は，自らの考えだけで決めているのではなく，周りで支えてくれる人々との対話によって変化しうるものでもあります．本人の意思を最優先するためには，本人の真の思いを捉えることが必要不可欠です．そのためには，様々な人からの情報を本人の価値観の軸と照らし合わせながらアセスメントをしつつ，対話を重ねていくことで最善に近づくことができるのではないでしょうか．【原沢】

意思決定支援用紙

患 者 背 景

氏名：Mさん		病名：膵臓がん（末期）
年齢：73歳	性別：女性	これまでの生活・医療：要介護1

家族構成	
夫，長男と3人暮らし．子どもは2人．次男は近隣市に在住．キーパーソンは夫．同居の長男と近隣市に住む次男の援助は期待しづらい．	5人きょうだいの長女．子どもは2人．約2年前に膵臓がんを発症．ここ数月で病気の進行が目立つ．疼痛，食欲不振，体力低下，体重減が見られるようになる．体調不良により，入退院を繰り返している．内服薬にて症状をコントロールしており，抗がん剤の使用はない．抗がん剤は今後も使用する予定はない．病院では緩和ケア病棟にて対応している．介護保険は要介護1の認定が下りている．

本人の意思

過 去	現 在	未 来
5人きょうだいの長女ということもあり，責任感が強い．できるだけ援助されたくない．家事は自分の役割だと言い切っていた．家族や俳句仲間の知人などに迷惑をかけたくない思いが強かった．また，体調が思わしくない時でも，メイクは欠かさずに身だしなみもしっかりしており，几帳面な性格であった．	迫りくる死に対して，精神面での不安定さが顕著．在宅時には，「身体がしんどくてもう我慢できない」「もう死んじゃいたい」「入院させてほしい」，入院時には，「病院にいると牢屋に入れられているようだわ」「早く家に帰りたい」などの発言が多々ある．	家族（夫）の意向から，最期は病院で迎えると思われる．最愛の夫よりも先に逝く悔しさが強いだろう．これから先の夫に対しての心配が尽きないだろう．やり残したこともあり，無念な思いだろう．また，今後は弱った自分自身を見られたくないなどの思いから，家族以外の面会を拒否する可能性がある．

現在の生活・医療の状況	家族の意向
入退院を繰り返している状況は変わっていない．ADL全般は介助が必要になっている．昼夜問わずにベッド上で過ごすことがほとんどである．食事摂取量が極端に減った．入浴はできずに清拭のみ．排泄は何とかトイレにて実施できている．疼痛（両脇腹痛）が顕著．疼痛のコントロールは内服薬と貼り薬が追加された．引き続き抗がん剤の使用はない．	夫：妻が気に入っている自宅で可能な限り面倒を看てあげたい．妻は自分自身がそう長くないことはわかっています．妻の最期を住み慣れた自宅がいいのか病院かで私自身もまだ迷っていますが，病院の方が何かと安心できるのが私の本音です．⇒2人の子どもは夫の意向に賛同とのこと（夫からの聞き取りより）．

支援のポイント

残り少ない人生において，本人がいちばん望んでいる生活の実現ができるかどうか（住み慣れた自宅にて，最愛の夫と一緒に長く過ごせる時間の確保を望んでいるのか．病院での安全な環境にて，家族に迷惑をかけずに過ごしていくことを望んでいるのか）．夫は「病院で」との気持ちがあり，本人との思いの相違が出る可能性がある．本人は現段階ではまだ迷っている．本人，夫双方の思いを受け入れ，両者が納得する最期の場所が決まるように支援する必要がある．

合意形成に向けた具体的アプローチ・結果

本人の意思の最終確認を，関わりある全ての人で共通認識する必要がある（人生の最期を迎えるのは在宅であるのか，病院であるのか．疼痛緩和や抗がん薬の使用についての有無．そのほか，本人がやり残したことがないのかなど）．また，医療と介護に関わる人は各役割を忠実に実行し，常に連携を図りながら本人の支援をしていく必要がある．そのほかとして，本人にとっては夫の存在がいちばん大切であるため，最愛の夫と共に過ごす時間を可能な限り確保していく．以前に夫からも，本人と長く一緒にいたいので，仕事を辞めようかという話があった．以上のことの結果として，最期は病院でお亡くなりになった．最期を病院で迎える形となったが，最愛の夫の意向が本人の心を動かした．夫も仕事を休職し，本人に寄り添う時間を長く確保できた．Mさんも最愛の夫と一緒に過ごす時間が幸せだった．そのほかとして，本人が最期に望んでいた趣味の俳句を俳句仲間と一緒に行えた．

23 本人の意思に反し人工呼吸器が装着されたが，事前の意思の確認と話し合いで人工呼吸器を中止した事例

年齢：72	場：病院	時間：日単位	本人の現在意思：あり	代理意思決定者：明確／必要
対立（人）：本人／家族，本人／支援者，支援者間，家族間，家族／支援者		対立（事項）：救急搬送，治療・医療処置，延命治療		倫理的課題：自律，無危害，善行

概　要

Jさん　72歳　男性　要介護2

［病名］　パーキンソン病

［経過］　定年後，パーキンソン病を発症し，外来通院をしていた．ADLや認知機能が低下してきたある日，転倒，骨折し入院．肺炎を併発した．ある夜，急変し家族へなかなか連絡が取れないため，当直医が人工呼吸器を装着した．翌日，妻は納得がいかないと来所．ケアマネジャーが妻と一緒に医師に相談に行ったが，「一度つけると外せない」と言われた．妻は一旦帰宅したが，相談に行ったことを聞いた長女が生きていてほしいと，延命を希望した．

［サービス］　デイケア，特殊寝台

［家族構成］　妻と長女の3人暮らし．家族関係は良好．

本人・家族の意思と，介護・医療提供者の判断

本人の意思

過去：外来受診に同席した時（歩いて病院に来ることができた）医師から先々のことを聞かれた時に，一旦は「先生にお任せします」と答えた．自分で，夫婦で考えることを促したところ，後日「胃ろうや人工呼吸器などの処置は望まない」と，本人から医師へ話した．医師は「ほかの先生にもわかるようにカルテに書いておきますね」とDNARと記載した．

現在：転倒，骨折し肺炎を併発し，ベッド上の生活となったが，「胃ろうはしない．このままで」とボソボソとだが，はっきり話された．特に悲観的でもなく穏やかないつも通りの口調であった．夜間急変時になかなか家族と連絡が取れず，当直医が人工呼吸器を装着．意識障害は改善せず，意思疎通はできない．

未来：人工呼吸器をつけて生きることは，以前の本人の意思に反する．夫婦で話し合って決めたことが尊重されない．

介護・医療提供者の判断

ケアマネジャー：外来で医師も交えて意思を確認してきたので，本人の意思は変わらない，また直前まで「このままでいい」と言われた言葉は尊重した方がよい．

主治医：一度つけた人工呼吸器を外すことはできない．もし家族の考えが変わるなら水分や栄養をどうするか，考えないといけない．DNAR の記載はあったが，直前に意思確認ができなかったので，当直医の判断もやむを得なかった．

家族の意向

妻：きちんと話し合って決めたので本人の意思に変わりはないと思う．本人は延命を希望していなかったので，何とか人工呼吸器を外し，自然な最期を迎えさせてあげたい．1 時間ほど連絡が取れなかったからといって，納得がいかない．

支援のポイント

　夫婦で話し合いはされていた．キーパーソンである妻の意向も確認はしていたが，家族の一員である長女の意向を確認していなかった．話し合いの中に入れられていなかった長女の思いを汲み取ることが重要である．

　また，長女が同意したとして，一度外せないと言った医師に家族が，再度話をしに行くことは勇気がいると思われる．妻がきちんと考えを伝えられるようにサポートが必要である．

具体的な実践

　長女と話し，今の気持ちを聞いた．「死ぬとは思っていなかった．延命を希望していなかったことも聞いていない．せっかく生きていられるのに，中断するのはどうなのか．今，決めなければいけないのか」

　動揺する気持ちに配慮しながら聞くことに努めた．本人の意思を尊重しようとする気持ちと，長女の気持ちに気がついて迷っている妻の揺らぐ気持ちを伝え，長女に妻と話をしてほしいと頼んだ．

　妻に，もう一度長女と話すことを勧め，長女の気持ちを汲んでから，何故本人が延命を希望しなかったのかを話してあげるよう促した．

　長女は，ためらいはありつつも，今の状態は本人がしてほしくないことであり，夫婦で決めたことだから理解する努力をすると言ってくれた．

　医師に長女の同意も得られたことを話し，もう一度妻と直接話をしてほしいと依頼した．話し合いに看護師長も立ち会ってもらい，時々に意思を確認していたこと，外来の医師も夫婦が決めるまでの考えを確認して DNAR を記載したことを話した．改めて妻から決めたことに変わりがない意思を伝えてもらった．

　医師は，妻の気持ちを十分理解してくれたが，人工呼吸器を外すことと本人，妻の意思尊重の間でかなり悩まれたが，院内で検討してもらうことになった．その結果，自発呼吸が見られそうなので，確認できたら外すと妻に答えた．

考 察

　結果は，自発呼吸が確認され，人工呼吸器を外し，数日後に亡くなられたが，幾つもの課題があったことに気づかされた．

キーパーソンだけでなく，ほかの家族にも配慮が必要であること．そのため，普段からほかの家族の意向も確認しておくことや，家族間での話し合いを促すことが必要である．また，一度DNARの決定をしても，担当や関わる者が変わったり増えたりしていく場合は，その都度できるだけ複数の目で意思確認をしておく必要がある．患者の立場からは意見を述べることに躊躇しがちになる心理にも配慮し，医療者と本人，家族の間に入って発言しやすい雰囲気を作り，安心して考えを話せるようにサポートをすることも医療者には，大切であると改めて考えさせられた．そのためにも，ケアマネジャーは，常に関係者との意見交換がしやすくする努力が必要である．

（清水　直美）

　そもそもDNARの存在価値は，どの位置に値するのか？また，一番近くで長く寄り添ってきた配偶者と決めた決断やその話をしていた苦悩の日々は，どの程度の位置に存在するのか？を確認してみたいケースでもあります．確かに，長女の意見を聞き逃したことに対しては課題として残りました．また，家族関係が良好であった関係を覆すようなミスであることも認めなくてはなりません．と同時に，医療側・介護側の両側面において，いつでも明確に共通確認できるシートをどのように掲示・閲覧できるかを再検討する必要性を見出してほしいと考えます．【瀬口】

　この事例では，本人の事前の意思について話し合った結果，人工呼吸器を中止した経験が述べられています．家族の気持ちの揺れも表現されています．無益性を根拠としたDNAR，本人の意思を根拠としたDNAR，急変も含め後者を根拠としたDNARであったならば，事前の本人の意思は尊重されるべきですね．そして，「何故本人が延命を希望しなかったのか」についての対話がなされたこと，生活の場ならではのACPですね．【西川】

意思決定支援用紙

患者背景

氏名：Jさん	病名：パーキンソン病
年齢：72歳　　　性別：男性	これまでの生活・医療：要介護2
家族構成 妻と長女の3人暮らし．	寡黙で真面目．会社員だったが，特に趣味はなく，長く勤めて定年を迎えた．会社員時代，休みの日は，家族サービスとして子どもを連れて出かけることもよくあった．自分が出かけたいというよりは，家族のために行動する人であった．定年後，パーキンソン病を発症し外来通院をしていた．ベッドのレンタルだけであったが，入浴が困難になりデイケアを利用していた．

本人の意思

過去	現在	未来
外来受診に同席した際，医師から先々のことを聞かれた時に，「先生にお任せします」と．「お任せではなく自分で考えたことであれば，先生も迷いなく応援してくれますよ」と話し，夫婦で話し合った．本人の考えは，胃ろうや人工呼吸器の処置は望まないとのことで，本人から医師へ話した（医師はカルテにDNARと記載，妻，ケアマネジャー立会い）．	転倒骨折し，肺炎を併発．ベッド上の生活となったが，「胃ろうはしない．このままでいい」とボソボソとだがはっきり訴えた．特に悲観的になるわけでもなく，相変わらず小声であるが，はっきりと挨拶やお礼の言葉は言われていた．夜間急変し，なかなか家族と連絡が取れず，当直医が人工呼吸器を装着．意識障害は改善せず，意思疎通はできない．	人工呼吸器をつけて生きることは以前の本人の意思に反する．人工呼吸器を外せた場合，呼吸苦があったときは，緩和ケアが検討される．

現在の生活・医療の状況	家族の意向
入院前は，入浴目的でデイケアを利用していた．認知機能も低下してきて注意力の継続も難しくなっていた．現在は入院中．経口での食事もできないので，このまま人工呼吸器をつけ生きるのであれば，経管栄養も考えなければいけない．もしくは，少量の水分補給の点滴を継続するか．人工呼吸器は，一度つけたら外せない．DNARの記載があっても，直前に意思確認ができなかったので，人工呼吸器の装着はやむを得なかった．	キーパーソンである妻は，以前より本人は延命を希望していなかったので，何とか人工呼吸器を外し，自然な最期を迎えさせてあげたい．1時間ほど連絡が取れなかったからと言って，人工呼吸器をつけられてしまったことに納得もしがたい．しかし，長女が，人工呼吸器を外すことに反対している．

支援のポイント

夫婦，外来の主治医とは話し合ってきたが，長女が話し合いの中に入っていなかった．長女の思いはどうなのだろうか．長女の考えや思いを聞く必要がある．
医師に遠慮する家族が医師と対等に話すことができるように，場のセッティングや話をしやすい流れを作る工夫が大事だと考えた．

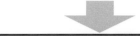

合意形成に向けた具体的アプローチ・結果

長女と話し，父親に対しての気持ちを聞いた．動揺しており，今決めてしまうことに，抵抗を感じている．次に，母親である妻と長女と話した．妻から長女を含めて話をしなかったことを謝り，今まで本人と話したことや延命をすることは，「本人がしてほしくないことをすること」であることを話した．本人がしてほしいこと，どうしたいのか，改めて考えてもらった．長女は，「両親が，しっかり話し合っていたのなら理解する努力をする」と人工呼吸器を外すことを医師に相談することを了解した．医師に妻との面談を希望し，立ち会った．切り出せない妻に代わり，ケアマネジャーから今までの話し合いの内容，外来の医師は思いを汲んでDNARをカルテに記載してくれていたことを話した．医師は，直接妻から意思確認したが一度つけた人工呼吸器を外すこととDNARの意思がすでにあったことの間で迷った．院内でも話し合ってもらい，自発呼吸が見られそうなので，確認できたら外すと妻に伝えた．その後人工呼吸器を外した．

24 本人とは関わりたくない家族の意向が優先され、在宅生活の継続がかなわず、施設入所を余儀なくされた、透析に通う認知症独居男性

年齢：70	場：在宅	時間：月単位	本人の現在意思：あり	代理意思決定者：不明確／不要
対立（人）：本人／家族、本人／支援者、支援者間、家族／支援者			対立（事項）：生活場所	倫理的課題：自律、善行

概　要

Hさん　70歳　男性　要介護

[病名]　アルツハイマー型認知症，糖尿病

[経過]　1年前より妻と別居し透析に通っていた病院の近くで1人暮らしを始めた．その頃から認知症の症状が出はじめ薬の管理ができなくなってきた．透析の病院までは何とか自分で歩いて通っていたが，清潔が保てなかったり病院に必要な物品の準備ができなくなり，ケアマネジャーに病院から連絡があり訪問介護やデイサービスを利用するようになった．本人はできる限り今の生活を維持したいと思っている．家族はできる限り関わりたくないと言われている．最近では病院からの帰り道がわからなくなり，警察にお世話になることもでてきた．

デイサービスではなじみの利用者・職員もできて楽しく通所されている．「このままの生活があと5年くらいできたらいいな」とよく話されていた．また「たまによくわからなくなってしまうことが不安で仕方ないから，これからもデイサービスの職員や訪問介護の人に助けてもらいたいからよろしくね」と話されることもあった．本人は現状の生活に満足している．

[サービス]　デイサービス

[家族構成]　アパートで1人暮らし．子は1人．

本人・家族の意思と介護・医療提供者の判断

本人の意思

過去：長年タクシー運転手をしており，道を覚えるのが好きだった．パチンコやギャンブルにお金を使ってしまうことも多々あった．「好き勝手に生きていたな」と過去を振り返り言われる．

現在：認知症状が悪化しており，意思決定が困難になってきているが，今の場所でできるだけ生活したいことははっきり伝えられる．「今の場所でできるだけ生活をしていきたい．施設は入りたくないけどな」とよく話をされる．

未来：いつまでこの生活ができるかわからないけど，あと5年くらいはこの家で過ごしたい．だからデイサービスの人や訪問介護の人に助けてもらいたい．病院へも運動だからヘルパーさんと一緒に通い続けたい．

介護・医療提供者の判断

デイサービス職員：70代と若く比較的動けるため，その機能は維持していきたい．人工透析の病院への歩行もいい運動になっているためできる範囲で続けていきたい．ただ帰宅できなくなったこともあるため訪問介護の有料のサービスを利用する．できる限り今の生活を維持したいという本人の意思をケアマネジャーや家族に報告し，共通認識をもち支援していく．

医師：認知症状も進んでいるため，完全に1人では生活が難しいかもしれないが，何らかの支援が入るのであればまだ大丈夫である．糖尿病の方も人工透析と服薬でコントロールできているため問題は今のところない．現状の生活を維持できるよう様々なサービスを利用していくのがいいでしょう．

ケアマネジャー：可能な限り，本人が自宅で暮らせるようデイサービスや訪問サービスを組みたてる．

家族の意向

　元気な間，父はギャンブルを繰り返し，借金などで家族はずっとつらい思いをしてきた．介護が必要になったからといってこの上さらに面倒をみようという気にはとてもなれない．なるべくなら関わりたくないから福祉サービスで賄えるところはお願いしたい．連絡も何かあったときだけにしてもらいたい．1人で暮らすのが難しくなったら施設に入所してほしい．

支援のポイント

　本人と家族の意思が全く正反対であるため，できる限りデイサービスや訪問サービスで支援していく必要がある．家族の協力も得にくい状況であるが，なんとか本人の意思を尊重し暮らしやすい自宅で暮らしていくよう支援していく．朝の準備や薬の管理は訪問ヘルパー，ケアマネジャー，デイサービスでやれることを実施する．週3回の人工透析の病院へは訪問ヘルパーが付き添い支援し，病院受診だけは家族に依頼していく．デイサービスでは気の合う利用者もおり，とても楽しそうに過ごされている．好きなカラオケも歌い，ほかの利用者が困っていると助けてくれる一面も見られ，デイサービス内での役割を本人も感じながら通ってくれている様子がうかがえる．話をすることで本人の想いも吐き出せている様子．このままの状態で支援できることが理想．

サービス担当者会議での意見

① 家族の支援は病院受診のみ．

② デイサービスでは服薬の管理，確認，清潔の保持，楽しみながら通所できる環境の提供をする．

③ 訪問介護は薬の管理と透析の病院の付き添いをする．

④ ケアマネジャーは全体の状態把握．

上記によって，できるかぎり在宅で生活できるよう支援する．

具体的な実践

　ケアマネジャー，訪問介護，デイサービス，家族での話し合いで，今の生活をできるだけ維持する方向で共通認識していたはずが，突然ケアマネジャーより「施設が決まったから施設入所し

ます」との連絡を受けた．なぜそうなったのか伺うと家族より「施設が見つかったから入れます」と連絡を受けたとのことだった．本人はそれを聞いてから毎日泣きながらデイサービスに通われ，「行きたくない」「まだここで生活したい」と何度も言われその旨をケアマネジャー，家族に伝えるが施設入所は変わらなかった．

考　察

　本人の意思は明確で，そのための支援チームも確保できていたにもかかわらず家族の意向だけで施設入所となってしまった．もう少しデイサービスでの様子を家族やケアマネジャーに伝えることができていたら事態は変わっていたのかもしれない．ケアマネジャー，家族との連携がうまく取れて，「施設に入所する時はこういう状態になった時」という話し合いができていれば，まだ施設に入らずに本人の希望通り在宅で生活できていたかもしれない．また，今回は施設入所が決まってから家族へアプローチすることになってしまったため，本人の意思を尊重できなかったのかもしれない．デイサービスの立場からは難しいと感じることではあるが，前もっての話し合いを提案できるように努力していきたい．

（横内　香織）

　本人・デイサービスの立場からみると，非常に悔いの残るケースだと思います．このようなケースを防ぐためのACPですが，その存在価値を軽視する関係者が存在することで，全く意味を成さないことが浮き彫りとなった事例だと感じました．また，ケアマネジャーがご家族の意見を尊重し，デイサービス側がご本人の立場に寄り添うという縮図に加え，介護現場における力関係が表面化された内容であるとも取れます．このようなケースを繰り返さないためには，日々のコミュニケーションがいかに必要か？を学ばれた内容でした．【瀬口】

　この事例では，腎不全と認知症がありながら，透析を継続し，デイサービスに通いつつ，自宅での一人暮らしを続けたい本人の意向があったにもかかわらず，本人，家族，医療ケアチームの十分な話し合いのないまま，施設入所が決定された事例ですね．認知症であっても本人の意思をどれだけ汲めるか，家族の代理決定者としての適格性，医療ケアチームのリーダーシップは誰が担うのか，本人の最善をどう達成するのか，課題を突きつけられました．【西川】

意思決定支援用紙

患者背景

氏名：Hさん		病名：アルツハイマー型認知症, 糖尿病
年齢：70歳	性別：男性	これまでの生活・医療：要介護

家族構成

独居. 妻とは別居. 娘がいるが子育て中で介護に対してあまり協力ができない.

これまでの生活・医療：要介護

1年前から妻と別居し透析に通っていた病院の近くで1人暮らしを始めた. その頃から認知症の症状が出はじめ薬の管理ができなくなってきた. 何とか透析の病院までは自分で歩いて通っていたが清潔が保てなかったり, 病院に必要な物品の準備ができなくなり, ケアマネジャーに病院から連絡があり訪問介護やデイサービスを利用するようになった. 本人はできる限り今の生活を維持したいと思っている. 家族はできる限り関わりたくないと言われている. 最近では病院からの帰りに道がわからなくなり警察にお世話になることもでてきた.

本人の意思

過去	現在	未来
長年タクシー運転手をしており, 道を覚えるのが好きだった. パチンコやギャンブルにお金を使ってしまうことも多々あった.	認知症状が悪化しており, 意思決定が困難になってきているが, 今の場所でできるだけ生活したいということははっきり伝えられている.	いつまで今の生活ができるかわからないが, あと5年くらいはこの家で過ごしたい. だからデイサービスの人や訪問介護の人に助けてもらいたい.

現在の生活・医療の状況	家族の意向
70代と若く比較的動けるため, その機能は維持していきたい. 透析の病院への歩行もいい運動になっているためできる範囲で続けていきたい. ただ帰宅できなくなったこともあるため訪問介護の有料のサービスを利用する. できる限り今の生活を維持したい旨をケアマネ, 家族に報告し共通認識をもって支援をしていく.	元気な間, 父はギャンブルを繰り返し, 借金などで家族はずっとつらい思いをしてきた. 介護が必要になったからといってこの上さらに面倒をみようという気にはとてもなれない. なるべくなら関わりたくないから福祉サービスで賄えるところはお願いしたい. 連絡も何かあったときだけにしてもらいたい. 1人で暮らすのが難しくなったら施設に入所してほしい.

支援のポイント

本人と家族の意思がまったく正反対なため, できる限りデイサービスや訪問サービスで支援していく必要がある. 家族の協力も得にくい状況でもあるが, なんとか本人の意思を尊重し暮らしやすい自宅で暮らしていくよう支援していく. 朝の準備や薬の管理は訪問介護, ケアマネジャー, デイサービスでやれることを実施する. 週3回の透析の病院へは訪問ヘルパーが付き添い支援していく. 病院受診だけは家族に依頼する. デイサービスでは気の合う利用者もおり, とても楽しそうに過ごされている. 好きなカラオケも歌い, 他の利用者が困っていると助けてくれる一面も見られ, デイサービス内での役割を本人も感じながら通ってくれている様子がうかがえる. 話をすることで本人の想いも吐き出せている様子. このままの状態で支援できることが理想.

合意形成に向けた具体的アプローチ・結果

ケアマネジャー, 訪問介護, デイサービス, 家族での話し合いで, 今の生活をできるだけ維持する方向で共通認識していたはずが, 突然ケアマネジャーより「施設が決まったから施設入所します」との連絡を受けた. なぜそうなったのか伺うと家族より「施設が見つかったから入れます」と連絡を受けたとのことだった. 本人はそれを聞いてから毎日泣きながらデイサービスに通われ, 「行きたくない」「まだここで生活したい」と何度も言われその旨をケアマネジャー, 家族に伝えるが施設入所は変わらなかった.

25 本人の意思に反し救急搬送されたが本人が表明していた意思により人工呼吸器が中止された事例

年齢：65	場：病院	時間：時間単位	本人の現在意思：なし	代理意思決定者：明確／必要
対立（人）：なし	対立（事項）：救急搬送，治療・医療処置，延命治療		倫理的課題：無危害，自律，善行	

概　要

Bさん　65歳　女性　要介護5

[病名]　進行性肺がん，くも膜下出血後遺症

[経過]　がんセンターや総合病院で抗がん薬治療を長年受け，入退院を繰り返してきた．過去にくも膜下出血も起こしており，四肢に軽度の麻痺あり．抗がん薬後遺症で，支援当初は寝たきり状態であった．また，娘は子育てをしながら介護保険を利用せず母親の介護に当たっており，心身ともに疲弊していたため，すぐに介護保険を申請する．

[サービス]　福祉用具と訪問看護を導入

[家族構成]　夫，娘家族3人と同居．娘は，子育てをしながら父親と共に母親の介護をしている．

本人・家族の意思と，介護・医療提供者の判断

本人の意思

過去：食べることと，ジャズが大好き．頑固なところもあるが，好き嫌いのはっきりした，意思の強い性格．過去に家族間で，もしもの時について話し合ったことはない．抗がん薬治療中も「まだまだ生きる．がんには負けない」という気持ちで受けてきた．

現在：抗がん薬後遺症で，体力が低下．娘や夫の介護を受けて生活．介護サービスを開始し，座位保持や歩行器を使用して，歩行可能となった．「娘に申し訳ない．まだまだ生きたいが，もしもの時は，延命はしたくない．自宅で最期を迎えたい．小学生になる孫を毎朝見送りたい」というアドバンス・ケア・プラン*を書面で表明し皆で共有している．

未来：このまま自宅で家族と暮らしたい．自分の足でしっかり歩きたい．治る可能性を信じて，今後も治療を受けたい．

介護・医療提供者の判断

主治医：体力の低下があり，抗がん薬治療の再開はまだ難しい．がんの進行が早く，治療をしても，効果は得られない可能性が高い．緩和ケアを提案．

訪問看護師：当初に比べ，ADLはかなり回復した．食べることが好きなので，一口が大きく，

＊　アドバンス・ケア・プランとは，アドバンス・ケア・プランニングを行い，明らかになった本人の価値観などを反映した，選好などのこと

よくむせるので小さく食べるよう説明している.

ケアマネジャー：娘の身体的な負担の軽減, 精神面のフォローがまだまだ必要と考える.

家族の意向

　できる限り, 本人の気持ちを優先したい. もし, 何かあっても, 本人の意思に沿いたい. しかし, 自分も子育て中であり, 子育てと介護の両立は本当につらい. 子どもに対して余裕がなく, 笑顔になれない日もある. イライラした自分が嫌だ. 飲酒をしないと夜, 眠れない. 母にはよくなってほしいから, 私も頑張りたい. ほかにもまだ治療方法があるのであれば, 教えてほしい.

支援のポイント

　本人の身体状況や精神状況を各サービススタッフ間で情報共有していく. リハビリ後に, 各スタッフと一緒にコーヒーを飲むことが, 本人の楽しみでもあったため, リハビリの成果や世間話で本人の笑顔ややる気を引き出す支援にも力を入れていく. 主治医の判断もあり, 今後, 治療をどのようにしていくのか？本人・家族の気持ちをしっかり確認していく必要がある. 子育てと介護に疲弊している娘の精神的なフォローも優先事項とし, 娘の思いはいつでも聞き入れる体制であることを伝えた. 1人で抱え込まず, いつどんな時でも気持ちを受け入れるため, SNSでの関わりを強化した. 日頃の育児と介護を労い, とてもよくできているので時に肩の力を抜くことも必要と伝える.

サービス担当者会議での意見

① 訪問看護師, PT, ケアマネジャーが情報共有を密にし, 娘の身体的・精神的な負担や不安をフォローしていく.

② 今後の治療や療養先について, 具体的に決めていく必要がある. 現時点で, 在宅医なども決まっておらず, もしもの時は本人の意向とは違い, 救急車を呼ぶことになるため, 在宅医についての検討も必要.

具体的実践

　ある日, Bさんが食事を喉に詰まらせ, 窒息. 救急搬送されたと娘より連絡あり. 病院で, 気管挿管, 人工呼吸器による治療が開始された. 担当医は, 意識レベルが戻ることや, 人工呼吸器から離脱することは難しく, いわゆる植物状態になる可能性が高いと診断した. 当初娘は, 1％の可能性でもあるのなら延命を継続してほしいと話していたが, 数日間意識のない母親を見て, 担当医に「母は, 自宅で最期を迎えたいと言っていた. 長年抗がん薬治療を受け, 入院生活も長く, 自宅が一番いいと言っていた. 管でつながれたままの生きる延命を望まないと思う. 母を逝かせてあげたいので, 管を取ってあげてほしい」と伝えた. 担当医も了承し, 人工呼吸器治療を中止した.

考　察

　最終的にBさんは, 自宅での最期を迎えることはできなかったが, 延命はしたくない, と

いう思いを汲み，つなげることができた．ACP を行い，本人，家族の心理的な状態や，感情を受け入れ，しっかりと寄り添い，その感情を肯定することで，ご家族は，心の傷を和らげることができると考える．

（大城　京子）

　まず，早い段階での ACP に至る経緯やきっかけなども共有していただきたいと感じた，素晴らしい事例だと思います．その成果もあり，娘さんが担当医に対して，本人の意思を尊重して伝えられたという点は，介護現場の冥利に尽きます．しかしながら，本人の意思に反した救急搬送に関しては，今後の大きな課題であり，どのような連携が最適なのかを検討する余地があります．そういった意味でも，現状を等身大に映し出した奥深い事例であると感じました．【瀬口】

　急性期治療でやったことが，延命治療になってしまうこともあります．

　本人が希望していなかったことが明らかであったとしても，一度始まった延命治療を中止するかどうかは，難しい問題です．倫理的な課題も含まれるため，多職種で慎重に話し合う必要があります．「本人の意思を実現できるように支援し続ける」ことこそがエンドオブライフケアの真髄ですね．【横江】

意思決定支援用紙

患　者　背　景

氏名：Bさん		病名：進行肺がん末期，くも膜下出血後遺症
年齢：65歳	性別：女性	これまでの生活・医療：要介護5
家族構成 夫，娘家族3人と同居．娘は，子育てをしながら父親と共に母親の介護をしている．		がんセンターや総合病院で抗がん薬治療を長年受け，入退院を繰り返してきた．過去にくも膜下出血も起こしており，四肢に軽度の麻痺あり．抗がん薬後遺症で，支援当初は寝たきり状態であった．また，娘は子育てをしながら介護保険を利用せず母親の介護に当たっており，心身ともに疲弊していたため，すぐに介護保険を申請する．福祉用具と訪問看護を導入．

本人の意思

過　去	現　在	未　来
食べることと，ジャズが大好き．頑固なところもあるが，好き嫌いのはっきりした，意思の強い性格．過去に家族間で，もしもの時について，話し合ったことはない．抗がん薬治療中も「まだまだ生きる．がんには負けない」という気持ちで受けてきた．	抗がん薬後遺症で，体力が低下．娘や夫の介護を受けて生活．介護サービスを開始し，座位保持や歩行器を使用して，歩行可能となった．「娘に申し訳ない．まだまだ生きたいが，もしもの時は，延命はしたくない．自宅で最期を迎えたい．小学生になる孫を毎朝見送りたい」というアドバンス・ケア・プランを家族・スタッフと共有．	このまま自宅で家族と暮らしたい．自分の足でしっかり歩きたい．治る可能性を信じて，今後も治療を受けたい．

現在の生活・医療の状況 / 家族の意向

現在の生活・医療の状況	家族の意向
主治医：体力の低下があり，抗がん薬治療の再開はまだ難しい．がんの進行が早く，治療をしても，効果は得られない可能性が高い．緩和ケアを提案． **訪看**：当初に比べ，ADLはかなり回復した．食べることが好きなので，一口が大きく，よくむせるので小さく食べるよう説明している． **ケアマネ**：娘の身体的な負担の軽減，精神面のフォローがまだまだ必要と考える．	できる限り，本人の気持ちを優先したい．もし，何かあっても，本人の意思に沿いたい．しかし，自分も子育て中であり，子育てと介護の両立は本当につらい．子どもに対して余裕がなく，笑顔になれない日もある．イライラした自分が嫌だ．飲酒をしないと夜，眠れない．母にはよくなってほしいから，私も頑張りたい．ほかにもまだ治療方法があるのであれば，教えてほしい．

支援のポイント

本人の身体状況や精神状況を各サービススタッフ間で情報共有していく．リハビリ後に，各スタッフと一緒にコーヒーを飲むことが，本人の楽しみでもあったため，リハビリの成果や世間話で本人の笑顔ややる気を引き出す支援にも力を入れていく．主治医の判断もあり，今後，治療をどのようにしていくのか？本人・家族の気持ちをしっかり確認していく必要がある．子育てと介護に疲弊している娘の精神的なフォローも優先事項とし，娘の思いはいつでも聞き入れる体制であることを伝えた．1人で抱え込まず，いつどんなときでも気持ちを受け入れるため，SNSでの関わりを強化した．日頃の育児と介護を労い，とてもよくできているので時に肩の力を抜くことも必要と伝える．

合意形成に向けた具体的アプローチ・結果

ある日，Bさんが食事を喉に詰まらせ，窒息．救急搬送されたと娘より連絡あり．病院で，気管挿管，人工呼吸器による治療が開始された．担当医は，意識レベルが戻ることや人工呼吸器から離脱することは難しく，いわゆる植物状態になる可能性が高いと診断した．当初娘は，1％の可能性でもあるのなら延命を継続してほしいと話していたが，数日間意識のない母親を見て，担当医に「母は，自宅で最期を迎えたいと言っていた．長年抗がん薬治療を受け，入院生活も長く，自宅が一番いいと言っていた．管でつながれたままの生きる延命を望まないと思う．母を逝かせてあげたいので，管を取ってあげてほしい」と伝えた．担当医も了承し，人工呼吸器治療を中止した．

深い思いやりのため率直に対話できない父と娘，自分でできるうちは自宅で生活し，最期は病院を選択した乳がん患者

年齢：52	場：在宅	時間：週単位	本人の現在意思：あり	代理意思決定者：明確／不要
対立（人）：なし		対立（事項）：生活場所，看取り	倫理的課題：自律	

概　要

K さん　52 歳　女性　要介護 1

乳がん終末期

[経過] 1 年ほど前に乳がんの診断を受け，治療のために勤めていた会社を退職した．抗がん薬治療を行っている．趣味は手芸で，人形の服を作ってインターネットで販売するほどの腕前．

[サービス] 訪問看護，福祉用具貸与

[家族構成] 未婚．父親と 2 人暮らし．母親は 1 年半前にがんで亡くなっている（在宅看取り）．キーパーソンの姉は結婚して車で 5 分ほどの距離のところに住んでいる．

本人・家族の意思と，介護・医療提供者の判断

本人の意思

過去：体調不良の自覚があったが，家族に心配はかけられないと病院には行かないで，仕事や母親の介護を続けていた．

現在：「何とか治療が続けられるように祈っている．来年の誕生日もまた迎えたい．私がいなくなったら，家族は（母親に続いて）また悲しい思いをするでしょ」「姉はいろいろやってくれるけど，家のこともあるし，心配かけられない」と体調が悪いときも我慢していることもある．「私ずるいから死ぬってことが現実的に考えられない」とも話す．

未来：介護負担が増えることで，本人が自分の望みよりも，家族への配慮を優先してしまう．家にいたいのに入院することを了承したり，逆に，入院したいのに自宅で無理をする可能性がある．

介護・医療提供者の判断

医師：月 2 回の通院で抗がん薬による治療を行っている．

訪問看護師：週 1 回の訪問看護で体調確認，療養相談，創処置等を行っている．抗がん薬の治療による副作用で，倦怠感，微熱，脱毛があり，ベッドで過ごすことも増えてきた．それでも，体調がよい時は姉の運転で外出（買い物）をすることもある．

家族の意向

姉：本人が家にいたい気持ちはわかる．遠慮なんかしなくていいから，言ってくれればいいの

に…．できる限りのことをやってあげたい気持ちはあるが，自分の家のこともあり，正直大変．
父：心配はしているが，話すとすぐけんかになるし，自分がやれることは少ない．

支援のポイント

　Kさんは生きるために治療に望みをかけているが，少しずつ病状が悪化してきている．家族に遠慮していることもあり，本音が言えない．キーパーソンである姉も怖さやつらさがあり，病状の経過や今後のことなどKさんとは直接話せないと言っている．娘のことを心配して関わる父親だが，その言動がKさんにとってはストレスに感じてしまうこともある．家族がそれぞれの気持ちや本音を確認する機会がないのが現状である．Kさんが望む今後の生活と家族それぞれの意向について今一度確認する必要がある．

カンファレンスでの意見

① Kさんは，家族を思いやる気持ちが強いため，却って自分の気持ちを家族に打ち明けられずにいる．このため，今後の生活について自分の思いを整理することも難しくなっている．まずは医療・ケアチームが，Kさんが率直な気持ちを打ち明けられるように関わってみたい．

② 家族もKさんを思う気持ちは十分にもっているので，家族にKさんの気持ちを伝えることで，橋渡しができるような関わりをしたい．

具体的実践

　Kさん本人に今後どうしたいと思っているか確認をした．「自分のことが自分でできるうちは，家にいたいと思う．手伝ってもらうことが増えたり，ベッドから動けなくなるようなら家で暮らすのは難しいと思っている」と話した．父親については「口うるさいけど，心配しているのはよくわかる．自分に余裕がないからつい，けんか腰になってね…」と話し，「愚痴を聞いてもらえるだけでも楽になるから，聞いてほしい」ということだった．姉と病気のことなど話し合っているか確認したところ「先のことなんて姉とは面と向かって話せない…，姉には姉の家庭があるから，これ以上迷惑はかけられない」ということだった．

　姉とも時間をもち姉自身の意向を確認し，Kさんの意向を共有した．妹の現状を受け入れられず「かわいそうで…」と涙ぐみながらも「できる限りのことはやりたいが，母の時のようにおむつ交換などは自分にはできないし，本人も望まないと思う．だから，本人が希望すればサービスを入れてもいいし，不安であれば病院も1つの選択肢と思っている」と話した．

　父親はKさんが不安や痛みを我慢している様子が心配で声をかけていた．Kさんの気持ちが揺れ動いているところもあるので，心配事があれば，姉やサービス事業者に伝えてもらえると助かることを説明した．父親は今後のことについては，Kさん本人や姉が決めたことであればそれを支持するという意向であった．

　Kさんが自分の気持ちを自由に表出できることが大切であることを，病院看護師も含めて医療・ケアチームで共有し関わっていった．

　その後，病状が進行しKさん自ら「もう，限界だから入院したい」と希望し入院．約2週間後に病院で亡くなった．

考　察

　本人，家族がそれぞれに気を遣っていく中で，直接的な話し合いができない状況が生じてしまった事例である．ケアマネジャーとして，本人・家族それぞれが，お互いのことを思い，心配しているのはよくわかっていたので，それぞれの意向について再度確認を行った．退院し在宅療養を開始したときに，本人・家族の意向は確認し共有していたが，病状の進行に伴い，生活の状況や意向は変化していった．ただ，本来は，本人・家族，ケアチーム一堂に会する場（カンファレンスなど）を設定し，そこでそれぞれの意向を確認し，共有し，方向性を導き出していくことが必要だったかもしれない．今回のように，「今後起こりうる厳しい状況について，お互いに話すことが難しくなってしまうのではないか」と家族の関係性から予測されたケースでは，当初から今後の方策を練っておく必要があると感じた．

　意思決定支援においては目の前の利用者の意向が第一であるが，患者を介護している家族の意向も常に確認しつつ，家族の関係性も考慮しながら支援する必要があると改めて感じた事例であった．

（東本　裕美）

　目の前に迫る死に対し，本人を含め皆が受け入れられず直接話し合いのできない中で，ACP ファシリテーター（今回はケアマネジャー）の役割はとても大きいと感じさせられた事例です．家族に気を遣い揺れ動く本人の気持ち，その家族の心情をとてもうまく仲介し，互いの気持ちを共有することにつながったのではないでしょうか？その存在があったからこそ，最期の場の選択もできたと思います．

【大城】

　家族だからこそ言えなかったとしても，ぎりぎりまで家で過ごすことができたのは，皆が本人の思いに気づき支援できていたからではないでしょうか．

　最期は病院に入院しましたが，訪問診療や訪問看護などの在宅ホスピスケアをする医療チームとの連携が図られると，また違った最期になったのかも知れませんね．ACP は，医療と介護の連携がとても大事なキーワードです．【横江】

意思決定支援用紙

患 者 背 景

氏名：Kさん		病名：乳がん終末期
年齢：52歳	性別：女性	これまでの生活・医療：要介護1
家族構成 未婚．父親と2人暮らし．母親は1年半前にがんで亡くなっている（在宅看取り）．キーパーソンの姉は結婚して車で5分ほどの距離のところに住んでいる．		1年ほど前に乳がんの診断を受け，治療のために勤めていた会社を退職した．抗がん薬治療を行っている．趣味は手芸で，人形の服を作ってインターネットで販売するほどの腕前．

本人の意思

過　去	現　在	未　来
体調不良の自覚があったが，家族に心配はかけられないと病院に行かないで，仕事や母親の介護を行っていた．	「何とか治療が続けられるように祈っている．来年の誕生日もまた迎えたい．私がいなくなったら，家族は（母親に続いて）また悲しい思いをするでしょ」「姉は色々やってくれるけど，家のこともあるし，心配かけられない」と体調が悪いときも我慢していることもある．「私ずるいから死ぬってことが現実的に考えられない」とも話す．	看護負担が増えることで，本人が自分の望みよりも，家族への配慮を優先してしまい，家にいたいのに入院することを了承してしまう可能性ある．

現在の生活・医療の状況	家族の意向
月2回の通院治療を行っている．週1回の訪問看護で体調確認，療養相談，創処置等を行っている．抗がん薬の治療による副作用で，倦怠感，微熱，脱毛があり，ベッドで過ごすことも増えてきた．それでも，体調がよい時は姉の運転で外出（買い物）をすることもある．	**姉**：本人が家にいたい気持ちはわかる．遠慮なんかしなくていいから，言ってくれればいいのに…．できる限りのことをやってあげたい気持ちはあるが，自分の家のこともあり，正直大変． **父**：心配はしているが，話すとすぐけんかになるし，自分がやれることは少ない．

支援のポイント

Kさんは生きるために治療に望みをかけているが，少しずつ病状が悪化してきている．家族に遠慮していることもあり，本音が言えない．キーパーソンである姉も怖さやつらさがあり，病状の経過や今後のことなどKさんとは直接話せないと言っている．娘のことを心配して関わる父親だが，その言動がKさんにとってはストレスに感じてしまうこともある．家族がそれぞれの気持ちや本音を確認する機会がないのが現状である．Kさんが望む今後の生活と家族それぞれの意向について今一度確認する必要がある．

合意形成に向けた具体的アプローチ・結果

Kさん本人に今後どうしたいと思っているか確認をした．「自分のことが自分でできるうちは，家にいたいと思う．手伝ってもらうことが増えたり，ベッドから動けなくなるようなら家で暮らすのは難しいと思っている」と話した．家族については「（父親は）口うるさいけど，心配しているのはよくわかる．自分に余裕がないからつい，けんか腰になってね…」と話し「先のことなんて姉とは面と向かって話せない…，姉には姉の家庭があるから，これ以上迷惑はかけられない」ということだった．姉は現状を受け入れられず「かわいそうで…」と涙ぐみながらも「できる限りのことはやりたいが，母の時のようにおむつ交換などは自分にはできないし，本人も望まないと思う．だから，本人が希望すればサービスを入れてもいいし，不安であれば病院も1つの選択肢と思っている」と話した．父親は今後のことについては，Kさん本人や姉が決めたことであればそれを支持する，という意向を確認した．
Kさんが自分の気持ちを自由に表出できることが大切であることを病院看護師も含めて，医療・ケアチームで共有し，そのように関わっていった．
その後，病状が進行しKさん自ら「もう，限界だから入院したい」と希望し，約2週間後に病院で亡くなった．

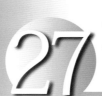

27 乳がん末期であることを高齢の両親に最期まで告げず，自身の自宅での看取りを強く希望し死の1か月前まで両親の介護を続けた独身女性

年齢：48	場：在宅	時間：週単位	本人の現在意思：あり	代理意思決定者：明確／不要
対立（人）：本人／家族		対立（事項）：生活場所，看取り	倫理的課題：自律，善行，公平	

概　要

Tさん　48歳　女性

[病名]　乳がん，脳転移，リンパ節転移，肝臓転移

[経過]　会社員として働きつつ1人暮らし．父親が要介護3(認知症)の母親の介護を担っていたため，1日おきに実家を訪れ父親のサポートをしていた．40歳で乳がんを発症し，化学療法を主体とした治療を受けていた．リンパ節，脳への転移が見つかり放射線療法を行い効果がみられたが，肝臓，骨髄への転移が新たに見つかる．本人へ余命1か月と告知があった上で，基幹病院から地域病院へと紹介となる．

[サービス]　訪問診療，訪問看護，訪問介護

[家族構成]　独居．近所に両親が在住，他区に妹夫婦と10歳の姪が住んでいる．きょうだいは妹1人．

本人・家族の意思と，介護・医療提供者の判断

本人の意思

過去：一番親しい友人に「もしもの時が来ても，自宅で最期を迎えたい」「両親には病気のことは隠したままにしておきたい」と話していた．

化学療法の影響による脱毛でウィッグをつけ，倦怠感があっても，「疲れがたまっているだけ」などと話し両親には病気のことは告げずにいたが，妹にはすべてを打ち明けていた．

現在：医師に「あいまいな表現ではなく，今身体がどんな状況なのか，はっきり告げてほしい．余命もはっきり告げてほしい」「残された時間を両親や姪と過ごし，思い出を作りたい」と告げる．余命1か月もしくは週単位との宣告を受ける．その結果，訪問診療と介護保険を利用しながら自宅で最期を迎えることを希望する．

未来：病気のことを父に告げれば「何でもっと早く言ってくれなかったのか？」と辛い思いをさせるだろう．母親の介護で大変な父親に，これ以上つらくなるような話はしたくない．妹にも負担をかける気持ちもない．今後，食べられなくなってもいいし，排泄もカテーテルでよい．自分の部屋で自分のベッドで天井を見ながら1人で亡くなっても悔いはない，むしろ自分の部屋で最期を迎えることができるのなら嬉しい．

介護・医療提供者の判断

ケアマネジャー：痛みのコントロールができ在宅看取りの経験も多い訪問診療，訪問看護につなぐこと，そして不安を軽減し本人の希望である自宅で最期を迎えられるように環境を整えることが大切である．各種サービスの利用と，キーパーソンとなる妹の支援は重要である．

訪問医：自宅で緩和ケアを受け，最期まで極力苦痛をコントロールしていくことは可能である．

家族の意向

父：知らされていないため不明．

母：知らされておらず，認知症もあり不明．

妹：できることなら姉の希望をかなえたい．しかし，両親にも告げていない中，自分1人で姉を支えるのは負担も不安も多く，病院で最期を迎えてほしい．

支援のポイント

　本人に「自宅で最期を迎えたい」「父には自分の病気のことを話したくない」という明確で強い意思と覚悟があったため，それをかなえるにはどうすればよいかを考えた．キーパーソンである妹が在宅看取りに否定的であった．その理由を知るために傾聴を繰り返した．そこで見えてきた課題に対して家族支援を行った．

サービス担当者会議での意見

① 妹は不安もあるが，できれば本人の希望をかなえたいと考えている．Tさんの希望に反して病院での看取りとなれば，妹に悔いが残るのではないか．Tさんの死後，遺された家族が後悔しないようにという視点も必要である．

② まずは妹が自宅での看取りに対し，どのような点が難しいと考えているのかを把握し対応を考えてみてはどうか．

具体的な実践

　妹は「なぜ姉がこんな目にあわなくてはいけないのか」という現状に対する怒りを抱いていた．妹のストレスを軽減し，在宅看取りを決心できない理由を把握するために，妹への面談を繰り返した．その理由として，①自分の家族の世話ができない，②姉の死後，遺された両親へどのように対応すればいいのかわからない，③姉が死に向かう姿を見ることへの恐怖の3つがあることがわかった．

　中でも，①を一番懸念していた．そこで妹の家族は現状をどのようにとらえているのかのアセスメントを行った．これまでも義弟や姪は，ケアマネジャーや医師との面談，病状説明，カンファレンスなどには必ず出席していたため，この2人から協力を得ることも可能ではないかと考え，妹の了承を得て義弟と姪とケアマネジャーの3人で面談を行った．

　義弟からは「義姉の希望をかなえたい．協力もしたい」「妻は私に遠慮しているようだが悩んでいるなら相談してほしい」．姪からは「お母さんがおばちゃんのところに行っている間はお父さんとお留守番ができる」という気持ちが聞けた．そこで妹に2人の気持ちを伝え家族で話し合うことを提案した．その結果，義弟は娘の登下校に合わせて勤務時間を変更し，週末には家族でTさんの家に泊まり介護を行うという協力を得ることができた．

②に対しては，母親の担当ケアマネジャーと連携を図り支援を得ることとなった．③に対しては，看取りの経験も多い訪問診療，訪問看護に家族支援も含めた対応をお願いした．

　その結果，妹の不安はなくなり妹家族と最終的に事情を知った父親とでTさんを看取ることができた．父親は「もっと早く知っていれば，と思う気持ちもなくはないが，娘の立場からすると言えなかったのだろう」と理解を示してくれた．

考　察

　独居の方を自宅で看取るには様々な条件が整わなければ難しい場合があるが，本人に強い覚悟があれば，適切な医療と介護サービスを導入することで家族のサポートがない状況でも在宅看取りが可能になることもある．

　本事例では，家族に迷惑をかけたくない，1人でもいいから自宅で最期を迎えたいというTさんの思いと，「姉の思いに寄り添いたいが，現実は難しい」と考える妹の支援をどのようにすべきかを考えた時，遺された家族に悔いが残らないような家族支援が必要であった．妹が在宅での看取りが難しいと考えている要因をアセスメントし，課題分析を行い，手立てを提案した．ケアマネジャーが双方の思いに寄り添い橋渡しを行ったことで，Tさんの願いが叶い在宅での看取りができたのではないか．本人の希望を叶えることは大切だが，家族介護者の気持ちにも配慮しストレス軽減を図るような家族支援の大切さを学んだ．また，今後増えるであろう若年がん患者の終末期の支援の方法の1つとして，若い世代に伝えていくことも役割の1つと考えている．

（青木宥裕子）

　素晴らしい支援です．妹さんの漠然とした不安をきちんと受け止め，整理し，対応されていることや，進め方はソーシャルワーク面接の場において大変学びになりました．父親へ知らせたくないというのは，本人の意思としては尊重すべきことですが，時に倫理的であるか否か，だけでは解決しないこともあります．残される者への配慮も丁寧にされていると感じました．【清水】

　若い独身女性の両親に対する迷惑をかけずに亡くなりたいという一途な思いと妹1人で看取らなくてはならない状況にあった不安があるとても難しく悩ましい事例だと思います．本人の思いに極力沿えるよう，妹の不安が何かを明確にした上で妹家族の思いを確認し，支援体制や環境を整えていかれたことが，妹の不安を軽減でき本人の思いに沿える状況を整えられたのだと思います．誰にどのようにアプローチすべきかを見極めることが，極力本人の思いに沿える状況につなげていけるのだと思いました．【高】

意思決定支援用紙

患　者　背　景

氏名：Tさん		病名：乳がん，脳転移，リンパ節転移，肝臓転移
年齢：48歳	性別：女性	これまでの生活・医療：
家族構成 独居． 近くに両親が在住，他区に妹夫婦と10歳の姪が住んでいる． きょうだいは妹1人．		会社勤めしながら，認知症の母親とその介護をしている父親を支援していた．40歳で乳がん発症．化学療法や放射線療法を受けたが，脳やリンパ節，肝臓に転移が見つかる．退職後は生活保護を受給．両親には内緒で治療を行っていた．本人へ余命1か月と告知があった上で，基幹病院から地域病院へ紹介となる．

本人の意思

過　去	現　在	未　来
一番親しい友人に「もしもの時が来ても，自宅で最期を迎えたい．両親には病気のことは隠したままにしておきたい」と話していた． 両親には病気のことを告げずに治療を受けていたが，妹には全て話していた．	医師に「あいまいな表現ではなく今身体がどんな状態なのかはっきり告げてほしい．余命もはっきり告げてほしい．残された時間を両親や姪と過ごし思い出を作りたい」と告げる．余命1か月か週単位との宣告を受け，自宅で最期を迎えることを希望する．	父親に告げれば「何でもっと早く告げてくれなかったのか？」とつらい思いをさせるだろう．妹に負担をかける気持ちもない．今後食べられなくなってもいいし，排泄もカテーテルでよい，自分の部屋で1人で亡くなっても悔いはない．

現在の生活・医療の状況	家族の意向
ケアマネ：苦痛のコントロールができ在宅看取りの経験の多い訪問診療，訪問看護につなぐ．各種サービスの利用と，キーパーソンである妹の支援は重要． 在宅医：自宅で緩和ケアを受け，最期まで極力苦痛をコントロールしていくことは可能．	父：知らされていないため不明． 母：知らされておらず，認知症もあり不明． 妹：できることなら姉の希望をかなえたい．しかし両親にも告げていない中，自分1人で姉を支えるのは不安も多く，病院で最期を迎えてほしい．

支援のポイント

本人に「自宅で最期を迎えたい」「父には自分の病気のことを話したくない」という明確で強い意思と覚悟があったため，それをかなえるにはどうすればよいかを考えた．キーパーソンである妹が在宅看取りに否定的であった．その理由を知るために傾聴を繰り返した．そこで見えてきた課題に対して家族支援を行った．

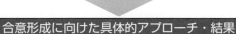

合意形成に向けた具体的アプローチ・結果

看取りを決心できない理由として，①自分の家族の世話ができない，②姉の死後，遺された両親へどう対応すればよいかわからない，③姉が死に向かっていく姿をみることへの恐怖，の3つがあることがわかった．
①については妹の許可を得て，義弟と姪，ケアマネジャーの3人で面談を行った．義弟は「Tさんの希望をかなえたいし，協力もしたい」「妻は遠慮しているようだが，悩みがあるなら話してほしい」，姪は「お母さんがおばちゃんの家に行っている間は，お父さんとお留守番ができる」という気持ちが聞けた．そこで妹に2人の気持ちを伝え，家族で話し合うことを提案した．その結果，家族の協力が得られることになった．
②に対しては，母親の担当ケアマネジャーと連携した．③に対しては，看取りの経験豊富な訪問診療，訪問看護に家族支援も含めた対応をお願いした．
その結果，妹の不安はなくなり，妹一家と最終的に事情を知った父親とでTさんを看取ることができた．

28 性同一性障がいの男性がホルモン療法を受けることで死のリスクが高まると医師から告げられても，女性であり続けたいという思いを貫いた事例

年齢：44	場:病院（外来）	時間：月単位	本人の現在意思：あり	代理意思決定者：明確／不要
対立（人）：本人／家族，本人／支援者		対立（事項）：治療・医療処置，その他		倫理的課題：自律，無危害，善行

概　要

Hさん　44歳（出生時の）性別：男性

［病名］　関節リウマチ，心不全，性同一性障がい

［経過］　30代前半で再婚し，3年後妻に性同一性障がいであることを告げる.

　女性であり続けたいために，乳房形成，陰部形成術及び声を高くするための声帯の手術を行い，定期的に血液検査を受けながら，ホルモン療法を行っていた.

　身なりが女性化した後，実母にもこの事実を伝えた.

関節リウマチにて支援の相談を受けた際，継続的に受けているホルモン療法が心臓に悪影響を及ぼしていることが判明した.

［サービス］　なし

［家族構成］　妻（50歳），妻の子（20代）と3人暮らし.

実母は他区で1人暮らし. きょうだいはいない.

本人・家族の意思と，介護・医療提供者の判断

本人の意思

過去：心不全の既往があるため　ホルモン療法を受け続けることで死に至るリスクがあることは理解していた. しかし，それでも女性であり続けたいという強い意思をもっていた. 大半の医師はホルモン療法に難色を示す中，自分の気持ちを受け入れてくれる病院を転々とし，ホルモン療法を継続していた.

現在：ホルモン療法を続けると心不全が悪化するため，治療を中止することになった. しかし，「どうしても女性であり続けたい，ホルモン療法を中止することで男性化することは死より耐えがたい」と妻やケアマネジャー，主治医に言い続けていた.

未来：ホルモン療法を続ければ，副作用で心停止のリスクがある. ホルモン療法を中止すると男性特有の兆候が出現する. 男性化が進む自分を見る苦痛は死よりも耐えがたく精神面での落ち込みが強くなるであろう.

介護・医療提供者の判断

ケアマネジャー（基礎資格看護師）：今回は特定疾病での相談であったが，サービスの利用とはならなかった.

しかしホルモン療法の継続については本人, 家族も含め支援が必要な状況である.

主治医：血液検査の結果からは, ホルモン療法の継続は心不全の悪化を助長し, 突然の心停止が生じる可能性があるためホルモン療法は勧められない.

家族の意向

妻：ホルモン療法はやめてほしい. しかし夫の気持ちを考えると自分の気持ちを伝えてよいかわからない. 自分の気持ちを告げることで夫の苦悩が増すだけかもしれない.

義理の息子：母がつらい時に支えてくれた義父に感謝している. 義父が女性となったことも受け入れている. 母親の気持ちと義父の気持ちの両方がわかるだけになんとも言えない.

支援のポイント

　Hさんの意思が非常に強固である中, 妻の葛藤と苦悩が大きかったため妻のサポートを中心に考えた. その際, 治療の是非についてケアマネジャーとしての個人的見解は出さず中立的立場で関わることと, 女性として生きるHさんの喜ぶ姿を見守る妻の苦悩に寄り添うことを心がけた.

　当時, 妻の置かれていた状況を整理すると以下のようになる.

① 夫から性同一性障がいであることを告げられ3年が過ぎていたが, 常に複雑な思いを抱いていた.

② カミングアウトを受け, 妻の子ども, 親族, そして夫婦で経営している会社および取引先への説明と対応で疲労困憊していた.

③ かわいい服や小物を身につけ, 化粧やネイルをしては喜ぶ夫の外出につき添うこともある. また, ボーイフレンドと出かける夫を見送っていた.

④ 乳房形成から性別適合手術自体も徐々にエスカレートし費用も増えていた.

⑤ 突然死の危険性がある状況でもホルモン療法を受け続けたいという気持ちを聞き, 困惑していた.

具体的な実践

　妻の苦悩を傾聴する姿勢を継続し, 夫の主治医と面談する機会も設けた.

　妻は自分の苦しい思いについて繰り返し話すうちに「夫らしさは何か？男性である夫を好きになり結婚したのか？」と自らに問いかけ続け, 最終的には「精神的に結ばれていることで幸せを感じる自分もいる」ことに気がついた. そしてホルモン療法により夫の心不全が悪化する恐怖がなくなったわけではないが, 治療の中止により身体が男性化することに夫は死より耐え難い恐怖を抱いていることを考え, ホルモン療法の継続を受け入れた. その後, 妻が運転する車の中で心停止が生じHさんは亡くなった. 数年経った現在, 妻は「最期まで女性の姿でいることができて, 夫は幸せだったと思う」と語っている.

考　察

　倫理的な葛藤がある場合, どこまで本人の意志を尊重すべきかは人によって見解が異なるか

もしれない．それでも，この事例において妻は「夫が望む生き方」を尊重することを選び，その結果に納得できている．

　今回の事例は結果として，ケアプラン作成には結びつくことがなかったが，その場合相手が過度に依存し適切な距離を保つのが難しくならないか，また踏み込んでよい事例なのかアセスメントも必要であった．

　実際に私が行った支援は主に妻の話を聞くことであり，そこから妻自身が答えを出せたのではないかと考える．

　この事例から，性同一性障がいの当事者の立場にたって考える機会と，自分で意思決定でき認められることの大切さを学ぶことができた．今後このような思いを抱えている人に出会うことは増えていくであろう．差し伸べられる支援の手が増え，誰もが自分らしさを表現でき，認められる社会となることを願っている．

（青木宥裕子）

　深く考えさせられる事例であるとともに，今後も増加してくる事例という点では非常に参考となりました．対人援助職としての職責や現社会性を考えた上での関係構築は，たとえ配偶者側の意見であるにしても，意味のある関わりであると感じました．今後の課題として挙げられている「踏み込んでよいのかのアセスメント」などに関しては，これから多くの議論を重ねていくべきであると，私も感じました．とはいえこのような事例が増えていくことは容易に想像できる時代であるため，その一歩として意味のある事例であると感じております．【瀬口】

　この事例では，性同一性障害に対するホルモン治療を行えば，心不全が致死的に悪化し，行わなければ，身体の男性化により死にも勝る精神的苦痛が生じる，そんな中での治療選択時の葛藤が描かれています．家族のつらい気持ちに寄り添い，本人の意向を尊重したケアに賛同します．一方で，ホルモン治療が，心不全のHさんに，単に推奨できないレベルを超え，禁忌のレベルであれば別の判断があったかもしれませんね．【西川】

意思決定支援用紙

患者背景

氏名：Hさん		病名：関節リウマチ，心不全，性同一性障がい
年齢：44歳	性別：男性（出生時）	これまでの生活・医療
家族構成 妻（50歳），妻の子（20代）と3人暮らし． 実母は他区で1人暮らし． きょうだいはいない．		30代前半で再婚し，3年後妻に性同一性障がいを告げる．その後乳房形成と陰部形成術，および声を高くするための声帯の手術を行う．定期的に血液検査を受けながらホルモン療法を受けていた．身なりも女性化したのち実母にもこの事実を告げる．

本人の意思

過去	現在	未来
心不全の既往があるためホルモン療法を受けることによって死に至るリスクがあることは理解していた．しかし，それでも女性であり続けたいという強い意志をもっていた． 大半の医師は治療に難色を示す中，自分の気持ちを受け入れてくれる病院を転々とし，ホルモン療法を継続していた．	ホルモン療法を続けると心不全が悪化するため治療を中止することになった．しかし「どうしても女性であり続けたい．ホルモン療法を中止することで男性化することは死より耐えがたい」と妻やケアマネジャー，主治医に言い続けている．	ホルモン療法を続ければ，副作用で心停止のリスクがある．ホルモン療法を中止すると，男性特有の兆候が出現する．男性化が進む自分を見る苦痛は死よりも耐えがたく精神面での落ち込みが強くなるであろう．

現在の生活・医療の状況

ケアマネ：今回は特定疾病での相談であったがサービス利用とはならなかった，しかし，ホルモン療法の継続については，家族も含め，支援が必要な状況である．
主治医：血液検査の結果からは，ホルモン療法の継続は心不全の悪化を助長し，突然の心停止が生じる可能性があるためホルモン療法は勧められない．

家族の意向

妻：ホルモン療法はやめてほしい．しかし夫の気持ちを考えると自分の気持ちを伝えてよいかわからない．自分の気持ちを告げることで夫の苦悩が増すだけかもしれない．
義理の息子：母がつらい時支えてくれた義父に感謝している，義父が女性となったことも受け入れている．母親と義父両方の気持ちがわかるだけになんとも言えない．

支援のポイント

Hさんの意思が非常に強固である中，妻の葛藤と苦悩が大きかったため，妻のサポートを中心に考えた．その際，治療の是非についてケアマネジャーとしての個人的見解は出さず中立的立場で関わることと，女性として生きるHさんの喜ぶ姿を見守る妻の苦悩に寄り添うことを心がけた．

合意形成に向けた具体的アプローチ・結果

妻の苦悩を傾聴する姿勢を継続し，夫の主治医に相談する機会も設けた．妻は自分の苦しい思いについて繰り返し話すうちに「夫らしさは何か？男性である夫を好きになり結婚したのか？」と自らに問いかけ「精神的に結ばれていることで幸せを感じる自分もいる」ことに気づいた．そして，ホルモン療法により夫の心不全が悪化する恐怖がなくなったわけではないが，治療の中止により身体が男性化することに夫が死よりも耐えがたい恐怖を抱いていることを考え，ホルモン療法の継続を受け入れた．
　その後，妻が運転する車の中で心停止が生じHさんは亡くなった．数年たった現在，妻は「最後まで女性の姿でいることができて，夫は幸せだったと思う」と語っている．

用語集

ACP を理解するための関連用語

アドバンス・ケア・プランニング　Advance Care Planning（ACP）

ACP は，「将来のケアに関する価値観，大切にしていること，気がかり，目標，選好を理解し共有することで，あらゆる年齢または健康段階の成人をサポートするプロセス」とされています．このプロセスには，人が自分の意思決定をすることができなくなった場合に，別の信頼できる人物を選んで準備し（代理意思決定者の選定），望むケアの決定を示す（事前指示 ADs・心肺蘇生処置をしないという意向 DNAR）ことが含まれます．ACP の目標は，重篤で慢性の病気の際に，患者の表明した意思に合致したケアを人々が受けられるようにすることです．

- Sudore, R.L., Lum, H.D., You, J.J., et, al.（2017）：Defining Advance Care Planning for Adults：A Consensus Definition From a Multidisciplinary Delphi Panel. JPSM 53（5），821-832.
- 日本エンドオブライフケア学会（2018）：エンドオブライフに向けた意思表明プロセスを支援する実践セミナー【ファーストレベル】講義資料

ACP 発展の背景

欧米では，自己決定権を尊重し，終末期医療に本人の意向を反映させるために事前指示（ADs）などの法制度が整備されました．ですが，事前指示はある時点での本人の意思を反映したものであり，その内容として記された選択の背景や理由までを共有できないことから様々な課題が浮き彫りになりました．そのため，普及も不十分で，本人の意思が尊重されない状況がありました．そこで，単に事前指示（ADs）を文書として作成するだけではなく，本人と支援者の関係性を構築する中で，本人の思いや価値，人生観を尊重し，状況によって変化しうる本人の意思を継続的に共有していく対話のプロセスが重要視され，ACP が着目され，重要性が認識されるようになりました．

- The SUPPORT Principal Investigators（1995）：A Controlled Trial to Improve Care for Seriously Ill Hospitalized Patients. The Study to Understand Prognoses and Preferences for Outcomes and Risks of Treatment. JAMA, 274, 1591-1598.
- 日本エンドオブライフケア学会（2018）：エンドオブライフに向けた意思表明プロセスを支援する実践セミナー【ファーストレベル】講義資料

アドバンス・ディレクティブ（事前指示）　Advance Directives（ADs）

アドバンス・ディレクティブ（ADs）は，判断能力のある成人が将来自分の判断能力が低下した，または消失した時に備えて，自らに施される医療に関する希望や拒否などの意向を予め指示しておくものです．

ADs の内容には，生命の危機に直面するような重篤な状態になった場合に，本人に施される医療の選択と決定について，判断能力を有するときに前もって本人の意向を正式に伝えておく「内容的指示」と，本人の意思決定能力・判断能力が低下，もしくは消失した際に本人に代わり意思決定を代行する人を事前に指名しておく「代理人指示」があります．

- 片山陽子（2016）：アドバンス・ケア・プランニングの関連用語と概念定義. 西川満則，長江弘子，横江由理子編：本人の意思を尊重する意思決定支援　事例で学ぶアドバンス・ケア・プランニング，南山堂，東京，5-6.

事前指示書

意思決定能力が低下あるいは，消失した場合の治療に関する意向（事前指示：ADs）を書面で

表したものです．これは，生命の危機に直面するような重篤な状態になった場合，どんな治療や医療処置を希望するか，または希望しないか（拒否するか）の意向を表明するものです．

わが国では，日本尊厳死協会が提供しているリビング・ウィル（終末期医療における事前指示書）があり，「不治かつ末期での延命措置の中止」「十分な緩和医療の実施」「回復不能な遷延性意識障害（持続的植物状態）での生命維持装置の取りやめ」の３項目を本人の意思として示すことになっています．ですが，日本では事前指示書に関する法律はなく，任意の活動として行われているのが現状です．

- 片山陽子（2016）：アドバンス・ケア・プランニングの関連用語と概念定義．西川満則，長江弘子，横江由理子編：本人の意思を尊重する意思決定支援　事例で学ぶアドバンス・ケア・プランニング，南山堂，東京，5-6.
- 日本尊厳死協会ホームページ　Q & A　https://songenshi-kyokai.or.jp/qa

DNAR（Do Not Attempt Resuscitation）

DNAR は，心肺停止状態に陥った場合，心臓マッサージ・気管内挿管・人工呼吸器・徐細動・昇圧剤の使用といった心肺蘇生 Cardio Pulmonary Resuscitation（CPR）をしないという本人の意向であり，この意向を関係する医療者に表明するものが DNAR 指示です．

DNAR 指示は，死が予期される現場において蘇生の可能性がほとんどないことが前提であり，担当する医療チームが心肺蘇生を試みないことが適切であると合意する必要があります．なお，DNAR は心肺蘇生についてのみ拒否するものであり，その他の生命維持の治療（抗菌薬の投与，輸血，透析など）や苦痛の緩和などの治療やケアを制限するものではありません．

心肺蘇生を実施しない指示は，1970 年代から DNR（Do Not Resuscitation）指示と呼ばれてきました．しかし，DNR は「成功する行為（心肺蘇生）をしない」と解釈可能であるため，「成功しない行為（心肺蘇生）をあえて試みない」という意味合いをもつ DNAR が多く用いられるようになりました．

- 片山陽子（2016）：アドバンス・ケア・プランニングの関連用語と概念定義．西川満則，長江弘子，横江由理子編：本人の意思を尊重する意思決定支援　事例で学ぶアドバンス・ケア・プランニング，南山堂，東京，5-6.
- 日本集中治療医学会倫理委員会（2017）：DNAR（Do Not Attempt Resuscitation）の考え方，日本集中治療医学会誌 24，210-215.

急変時の救急搬送

在宅医療や介護を受けている高齢者に既存の疾患から予想された状態変化が生じた場合であっても，とくにそれが突然であった際には，家族や介護者等が救急車を要請し，高度の救急医療機関に搬送される事例が多くなっています．その場合，本人にとって望まない医療が提供される，本人や家族の意思とは異なった状況が発生するといったことが生じる可能性があります．このような場合，救急隊や医療者は救命を優先し心肺蘇生等を実施すべきか，本人の意思に沿って中止すべきかについての判断が迫られることになりますが，基づくべき指針は定められていません．

消防局が独自の活動基準を設けている自治体もありますが（広島市，埼玉西部，東京消防庁），患者の意思を尊重した選択をすること，患者の意思が不明な場合は患者にとって最善と考えられる選択を優先することが望ましいことから，ACP の普及の必要性がいわれています．

- 日本臨床救急医学会「人生の最終段階にある傷病者の意思に沿った救急現場での心肺蘇生等のあり方に関する提言」（2017）https://www.fdma.go.jp/singi_kento/kento/items/kento230_07_shiryo5.pdf
- 横田裕行（2020）：救急隊による傷病者の意思に沿った心肺蘇生等のあり方に関する現状と今後．日本臨床救急医学会誌

23, 75-82.

代理意思決定

健康管理に関する判断を自分自身で行うことができない人のために意思決定を行うことをいいます．意思決定を行う代理人（代理意思決定者）には，以前から患者から指名されていた人や，もっとも近い近親者がなることができます．

「事例編」の中では，代理意思決定者を代理決定者，代弁者と示されていますが，ほぼ同義として捉えることができます．

- 倉岡有美子（2012）：高齢者医療における代理意思決定とその支援．中山和弘，岩本貴編：患者中心の意思決定支援とは―納得して決めるためのケア，中央法規，東京，83.

成年後見制度

判断能力の不十分な人を保護し，支援する公的な制度です．判断能力が不十分である人とは，認知症，知的障害，精神障害などにより，不動産や預貯金などの財産管理，介護などのサービスや施設への入所に関する契約の締結，遺産分割の協議等が必要な場合，自分でこれらのことをするのが難しい状態，また，その人にとって不利益な契約であってもよく判断ができずに契約を結んでしまう場合のことを指します．

成年後見制度には，法定後見制度（家庭裁判所による後見人の選出）と任意後見制度（本人が十分な判断能力があるうちにあらかじめ自らが後見人を選出）の２つがあります．

成年後見制度では後見人に対する医療同意（医療行為に対する説明を受け同意すること）は認められていませんでしたが，2016年の制度改定により侵襲性のある検査や治療に関する判断をする権限が認められました．しかし，後見人の質の担保等の課題も多いとされています．

- 法務省ホームページ　成年後見制度～成年後見登記制度～　http://www.moj.go.jp/content/001287467.pdf
- 太田秀樹編（2016）：地域包括ケアシステム．中山書店，東京，101-116.

法定後見制度

法定後見制度は，「後見」「保佐」「補助」の３つに分かれており，判断能力の程度など本人の事情に応じて利用できる制度です．成年後見人等は家庭裁判所によって選出されます．後見人は，本人の利益を考えながら，契約などの法律行為の代理や同意，本人の同意なく行われた不利益な法律行為を後から取り消したりすることによって，本人を保護・支援します．

- 法務省ホームページ　成年後見制度～成年後見登記制度～　http://www.moj.go.jp/content/001287467.pdf

任意後見制度

任意後見制度とは，本人が十分な判断能力があるうちに，将来，判断能力が不十分な状態になった場合に備えて，あらかじめ自らが選んだ代理人（任意後見人）に，自分の生活や療養，財産管理に関する事務について代理権を与える契約を結んでおくというものです．そうすることで，本人の判断能力が低下した後に，任意後見人が本人を代理して契約などをすることによって，本人の意思にしがたった適切な保護・支援をすることが可能になります．

- 法務省ホームページ　成年後見制度～成年後見登記制度～　http://www.moj.go.jp/content/001287467.pdf

わが国の ACP の取り組み

人生の最終段階における医療・ケアの決定プロセスに関するガイドライン

厚生労働省が 2007 年に発表した『終末期医療の決定プロセスに関するガイドライン』をもとに，人生の最終段階を迎えた本人・家族等と医師をはじめとする医療・介護従事者が，最善の医療・ケアを作り上げるプロセスを示す国レベルでは唯一のガイドラインです．最新の改訂（2018 年 3 月）では，心身の状態の変化等に応じて，本人の意思は変化しうるものであり，医療・ケアの方針や，どのような生き方を望むか等を日頃から繰り返し話し合う ACP の取り組みの重要性が強調されました．

このガイドラインの解説編では，医療・介護の現場における ACP の普及を図ることが目的であると明記され，「基本的な考え方」として ACP の考え方が含まれています．また，本人や家族の精神的・社会的な援助を含めた総合的な医療・ケアを実施することの必要性が挙げられ，ケアに関わる介護支援専門員の役割が明記されました．

- 厚生労働省ホームページ「人生の最終段階における医療・ケアの決定プロセスに関するガイドライン」(2018)
  https://www.mhlw.go.jp/file/06-Seisakujouhou-10800000-Iseikyoku/0000197721.pdf
- 厚生労働省ホームページ「人生の最終段階における医療・ケアの決定プロセスに関するガイドライン」解説編 (2018)
  https://www.mhlw.go.jp/file/04-Houdouhappyou-10802000-Iseikyoku-Shidouka/0000197702.pdf

人生会議

アドバンス・ケア・プランニング（ACP）の愛称．厚生労働省が ACP の普及啓発のために愛称を公募し，2018 年 11 月に「人生会議」を選定しました．また，11 月 30 日（いい看取り・看取られ）を「人生会議の日」とし，人生最終段階の医療・ケアについて話し合う日としました．

- 厚生労働省ホームページ 「人生会議してみませんか」 https://www.mhlw.go.jp/stf/newpage_02783.html
- 日本老年医学会 「ACP に関する提言」用語解説 https://jpn-geriat-soc.or.jp/press_seminar/pdf/ACP_proposal.pdf

ACP 推進に関する提言

日本老年医学会が 2019 年 6 月に公表したもので，今後の超高齢社会における高齢者のエンドオブライフにおける意思決定支援プロセスとして，ACP の概念はなくてはならないものという考えのもと，医療と介護の領域において幅広く適用されるべきものと位置づけられています．この提言の中で ACP とは，「将来の医療・ケアについて，本人を人として尊重した意思決定の実現を支援するプロセスである」と定義されています．また，その目的は「本人の意向に沿った，本人らしい人生の最終段階における医療・ケアを実現し，本人が最期まで尊厳をもって人生をまっとうすることができるよう支援すること」であり，ACP の開始時期は「近い将来には要介護の段階や健康段階を問わず，できるだけ早めに，可能な場合は壮年期から ACP を開始することが推奨される．疾患や障がいによっては小児期や青少年期から行う場合もある．」とされています．

この提言では，本人の価値観や意向に一致した意思決定を実現するための対話を促進する ACP ファシリテーターを担う職種に，介護支援専門員や高齢者施設の生活相談員が含まれることが明記され，職種に限らず本人の心身の状態と療養の場によって最適な職種がファシリテーターを務めることが望ましいとされています．さらに，地域包括ケアにおける ACP とし

て，在宅医療や介護施設を含めた生活の場において，介護支援専門員や在宅医療・ケア提供者を含む多職種が本人の意思を尊重し，価値観や人生観などを共有した上で本人の尊厳を守るチームとして ACP を実践することが求められています．

・日本老年学会 「ACP 推進に関する提言」（2019） https://jpn-geriat-soc.or.jp/press_seminar/pdf/ACP_proposal.pdf

認知症の人の日常生活・社会生活における意思決定支援ガイドライン

認知症の人を支える周囲の人において行われる意思決定支援の基本的考え方や姿勢，方法，配慮すべき事柄等を示し，認知症の人が，自らの意思に基づいた日常生活・社会生活を送れることを目指すための指針として，2018 年に厚生労働省より公表されました．

このガイドラインでは，認知症の人であっても一人一人が自分で意思を形成し，それを表明でき，その意思が尊重され，日常生活・社会生活を決めていくことが重要とされ，本人の意思の尊重・本人の意思決定能力への配慮・チームによる早期からの継続支援を意思決定支援の基本原則としています．また，意思決定支援者は，本人の意思決定能力を適切に評価しながら，本人が意思を形成することの支援（意思形成），本人が意思を表明することの支援（意思表明），本人が意思を実現するための支援（意思実現）という適切なプロセスを踏むことが重要とされています．

・厚生労働省 「認知症の人の日常生活・社会生活における意思決定支援ガイドライン」（2018）
　　https://www.mhlw.go.jp/file/06-Seisakujouhou-12300000-Roukenkyoku/0000212396.pdf

意思表明とその支援

意思表明支援とは，自らの価値観や大切にしていること，気がかり，目標や選好といった本人の意思を意識化し，表現し，振り返ることができるように促すケアのプロセスであり，その人自身がどうしたいかを考え，表現できるように支援することをいいます．具体的には，情報を提供することや，揺れる気持ちを受け止めること，大切な人との合意形成を調整するなどの働きかけなどがあります．

・長江弘子（2018）．アドバンス・ケア・プランニングにおける看護師の役割．長江弘子編：看護実践にいかすエンド・オブ・ライフケア，日本看護協会出版会，東京，94-95.

ACP の 3 つのステージ

ACP はその有効性に関する研究結果から，話し合いを行う「タイミング」の重要性が指摘されています．日本エンドオブライフケア学会では，健康状態・病気のステージに応じて ACP を 3 つのステージに類型化しています．

第 1 ステージは，健康な人を対象とし，死生観教育や人間観・人生観・倫理観の育成といった生涯教育を行うことで，自分の人生について考える機会をもち，将来に向けた計画を立てます．よって支援提供の場は，行政や教育機関，保健福祉の場となります．

第 2 ステージは，慢性疾患患者や高齢者を対象とし，自分の生き方を病気と生活の折り合いをつけて再考することと，いつかは来る人生の最終段階を見据えた医療・ケア，最期の場所の選択等が含まれます．この場合の支援者は，地域包括支援センターや訪問看護ステーション，病院外来など日常生活圏内における相談支援機関が想定されます．

第 3 ステージは，入院・入所施設における疾患の重症化，あるいは病状が深刻な患者における

治療の選択，開始や変更，差し控えなどの決断が必要な場合であり，支援者は病院や特別養護老人ホームの医師や看護師，MSW などが想定されます．

- 長江弘子（2016）：「どう生きたいか」の価値を表出する支援としてのアドバンス・ケア・プランニングの意義．西川満則・長江弘子・横江由理子編：本人の意思を尊重する意思決定支援　事例で学ぶアドバンス・ケア・プランニング，南山堂：東京，14-15.
- 日本エンドオブライフケア学会　http://endoflifecare.jp/

介護現場において医療処置の選択に用いられる医学用語

人工的水分・栄養補給法 Artificial Hydration and Nutrition（AHN）

経口による自然な摂取以外の仕方で水分・栄養を補給する方法の総称．具体的には，経腸栄養法（胃ろう栄養法，経鼻経管栄養法など），非経腸栄養法（中心静脈栄養法など）があります．医療・介護・福祉の現場での高齢者ケアのプロセスにおいて，AHN の導入をめぐる選択をしなければならなくなった場合に，適切な意思決定プロセスをたどることができるよう，日本老年医学会では「高齢者ケアの意思決定プロセスに関するガイドライン―人工的水分・栄養補給の導入を中心として」を公表しています．

- 日本老年医学会「高齢者ケアの意思決定プロセスに関するガイドライン―人工的水分・栄養補給の導入を中心として」（2012）https://www.jpn-geriat-soc.or.jp/proposal/pdf/jgs_ahn_gl_2012.pdf

経腸栄養 Enteral Nutrition（EN）

からだに必要な糖質，タンパク質，脂質，電解質，ビタミンおよび微量元素などを経腸的に投与する方法で，栄養素を口から補給する「経口法」と，チューブを用いて投与する「経管栄養法」があります．

経管栄養は，鼻からカテーテルを胃あるいは十二指腸，空腸まで挿入する経鼻法と，頸部や腹部に造った小さな穴（瘻孔）にカテーテルを通して栄養剤を注入する経瘻孔法があります．通常，短期間の栄養管理には経鼻法が，長期（4 週間以上を目安）にわたると予想される場合は経瘻孔法を選択するとされています．

- 株式会社大塚製薬工場ホームページ　輸液と栄養　経腸栄養（EN）　https://www.otsukakj.jp/healthcare/iv/en/

胃ろう

内視鏡を用いて胃内と体外を結ぶ管状の交通路（瘻孔）を造設します．胃ろうの多くは経腸栄養の経路として用いられ，主として口から食事が摂れない，むせ込んで肺炎などを起こしやすい対象の栄養管理に用いられます．

- NPO 法人 PDN（Patient Doctors Network）ホームページ　https://www.peg.or.jp/eiyou/peg/about.html

中心静脈栄養法 Total Parenteral Nutrition（TPN）と中心静脈カテーテル Central Venous Catheter（CVC），CV ポート

高カロリー輸液とも呼ばれ，高濃度の栄養輸液を中心静脈（上大静脈）から投与することで，エネルギーをはじめ，からだに必要な栄養素を補給するものです．栄養状態の悪い場合や長期

間（1週間以上）経口摂取ができない場合に用いられます．通常は，糖質，アミノ酸，脂質，電解質（Na, K, Cl, Mg, Ca, P），微量元素およびビタミンの1日必要量を中心静脈から24時間かけて投与するものです．

高カロリー輸液は，末梢から投与する輸液と比べて3〜6倍も高濃度です．そのため，末梢静脈から投与すると，血管痛や静脈炎を起こし，やがて血管が閉塞します．そのため，中心静脈カテーテル（CVC）と呼ばれるカテーテルを鎖骨下静脈から挿入し，先端部を上大静脈（中心静脈）に留置します．上大静脈は心臓に近い太い血管で，血液量や血流量が多く，高濃度の高カロリー輸液を投与しても瞬時に大量の血液で薄められるため，血管への影響を少なくすることができます．

CVポートとは，長期間にわたって輸液や薬剤の投与が必要な場合，ポートという機器を皮膚の下に埋め込み投与する方法をいいます．この方法は，清潔操作のもとに，ポートが埋め込まれた皮膚に針を簡単に刺すことができる，24時間，管につながれている必要がなくなり生活への支障がない，自宅での療養が可能（患者本人による針刺しができる）といった利点があるとされています．

- 株式会社大塚製薬工場ホームページ　輸液と栄養　中心静脈栄養（TPN）　https://www.otsukakj.jp/healthcare/iv/tpn/

誤嚥性肺炎

嚥下機能障害のため唾液や食べ物，あるいは胃液などと一緒に細菌を気道に誤って吸引することにより発症する肺炎のことをいいます．発熱，咳，膿のような肺炎の典型的な症状がなく，なんとなく元気がない，食欲がない，のどがゴロゴロとなる，などの非特異的な症状のみがみられることが多いのが特徴です．

- 日本呼吸器学会ホームページ　https://www.jrs.or.jp/modules/citizen/index.php?content_id=11

透析療法

腎不全による腎機能低下に対し，人工的に血液を浄化する機能を代行する方法．透析療法により生命を維持することができるが，腎機能を回復させる治療法ではありません．そのため，腎移植を受ける場合を除いて生涯継続する必要があり，長期化による合併症が生じるリスクがあります．透析療法には，人工腎臓（透析器）に血液を通して尿毒素を除去する「血液透析」と，体内の腹膜を使用して尿毒素の除去を行う「腹膜透析」があります．

高齢者の透析療法の開始および継続の見合わせに関しては，患者本人の意思を尊重しながらも，医療チームが難しい判断を迫られ苦悩している現状が報告されています．

- 日本腎臓学会他　「腎不全　治療選択とその実際」（2019年度版）
  https://cdn.jsn.or.jp/jsn_new/iryou/kaiin/free/primers/pdf/2019allpage.pdf
- 日本透析学会（2020）：透析の開始と継続に関する意思決定プロセスについての提言．透析会誌53（4），173-217.

認知症

認知症とは「生後いったん正常に発達した種々の精神機能が慢性的に減退・消失することで，日常生活・社会生活を営めない状態」とされています．認知症には診断基準があり，アルツハイマー病，レビー小体型認知症，血管性認知症などに分類されます．

認知症と区別すべき病態として，加齢に伴う正常な認知機能低下（生理的健忘），せん妄，う

つ病などがあります.

- 日本神経学会「認知症疾患診療ガイドライン2017」 https://neurology-jp.org/guidelinem/degl/degl_2017_01.pdf

アルツハイマー病・レビー小体型認知症・血管性認知症

アルツハイマー病は，脳の記憶をつかさどる海馬の萎縮（小さくなること）が生じ，症状は記憶の障害から始まり，徐々に認知機能全体が低下していきます．診断には，脳の画像診断や脳脊髄液の検査等を行います.

レビー小体型認知症は，レビー小体という構造物が神経細胞にたまって，認知症などのさまざまな症状を示します．レビー小体型認知症以外に，レビー小体がたまって運動が障害される病気にパーキンソン病がありますが，レビー小体型認知症では，脳の広い範囲にレビー小体がたまり，多彩な症状を呈します．認知機能の変動や幻視などの特徴的な症状に加えて，脳の血流状態やドパミン神経細胞の減少度合を調べるSPECT検査により診断することができます.

血管性認知症は，脳梗塞や脳出血などの脳血管障害の結果，認知症になった状態をいいます．症状は，脳血管障害の場所や拡がりによって，認知症以外に，手足の麻痺，言語の障害，嚥下（飲み込み）の障害，失禁など，さまざまな症状を呈します．頭部の画像検査で脳梗塞や脳出血などが検出され，脳血管障害が認知症の原因と判断される場合に診断されます.

- 日本神経学会　脳神経内科の主な病気　https://neurology-jp.org/public/disease/index.html

認知症の行動・心理症状　Behavioral and Psychological Symptoms of Dementia（BPSD）

BPSDは，認知機能障害を基盤に，身体的要因，環境的要因，心理的要因などの影響を受けて出現します．焦燥性興奮，攻撃性，脱抑制，異常行動などの行動面の症状と，不安，うつ，幻覚・妄想をはじめとする心理症状があります.

BPSDは，環境やケア，健康状態，心理状態などの影響を強く受けるとされています．そのため，薬物投与よりも，BPSDを出現させないための適切なケアや環境調整，健康チェックが重要です.

- 日本神経学会「認知症疾患診療ガイドライン2017」 https://neurology-jp.org/guidelinem/degl/degl_2017_02.pdf
- 日本認知症学会　支援マニュアル（医師・医療職向け）http://dementia.umin.jp/iryou419.pdf

せん妄

せん妄とは，意識障害を伴う急性の精神症状で，注意の集中や維持が困難となる状態のことをいいます．身体疾患や環境の変化，薬剤による影響などが誘因となります．せん妄の場合，症状は変動するため，持続する認知症とは異なるとされています.

- 日本神経学会「認知症疾患診療ガイドライン2017」 https://neurology-jp.org/guidelinem/degl/degl_2017_01.pdf

フレイル

高齢期に予備能力が低下することでストレスに対する脆弱性が亢進し，生活機能障害，要介護状態，死亡などの転帰に陥りやすい状態のことをいいます．筋力の低下により転倒しやすくなるような身体的問題だけでなく，認知機能障害やうつなどの精神・心理的問題，独居や経済的困窮などの社会的問題を含む概念とされています.

フレイルには，しかるべき介入により再び健常な状態に戻るという可逆性の意味合いが含まれており，フレイルに陥った高齢者を早期に発見し，適切な介入をすることにより，生活機能の維持・向上を図ることが期待されています．

- 日本老年医学会「フレイルに関する日本老年医学会からのステートメント」（2014）
  https://jpn-geriat-soc.or.jp/info/topics/pdf/20140513_01_01.pdf

ポリファーマシー

高齢者では，複数の疾患のそれぞれを治療するために投与された薬剤同士で相互作用が起こりやすいとされています．そのため，多剤服用による薬物有害事象が生じ，害をなすものをポリファーマシーといいます．具体的な症状としては，ふらつき・転倒，記憶障害，せん妄，抑うつ，食欲低下，便秘，排尿障害などがあります．

- 厚生労働省 「高齢者の医薬品適正使用の指針」（2018） https://www.mhlw.go.jp/content/11121000/kourei-tekisei_web.pdf

気管挿管・気管切開

気管挿管とは，気道確保の方法の1つで，気管内に直接チューブを挿入して留置する方法をいいます．気管挿管の経路としては経口法が一般的で，心肺蘇生や人工呼吸器管理等の場合に適応となります．メリットとして，気道が完全に確保され，痰などの分泌物を容易かつ確実に除去できること，誤嚥を防ぐことなどがあります．

気管切開とは，気道が狭窄・閉塞が生じている場合や，誤嚥予防，長期の人工呼吸器管理等が必要な場合に前頸部を切開し，チューブもしくはカニューレを挿入する外科的気道確保の方法の1つです．気道確保を目的とした一時的な場合と，気管外瘻として永続的に使用する場合があります．

- 寺島裕夫（2014）：ビジュアルガイダンス基本臨床手技 第24章気管挿管, 医学出版, 東京, 182-183.
- 日本救急医学会 医学用語解説集「気管切開」 https://www.jaam.jp/dictionary/dictionary/word/0119.html

人工呼吸療法（TPPV，NPPV など）

人工呼吸療法とは，何らかの原因で呼吸が停止した患者あるいは，自発呼吸があっても重症肺炎や気道確保が必要な患者に対し，人工的な方法で呼吸の目的を維持するための治療法です．一般的には，バックバルブマスクを用いた用手または，人工呼吸器を用いて，気道内にガスを送り込んで行われる気道内陽圧換気法が行われます．

気管切開下陽圧換気療法 Tracheostomy Positive Pressure Ventilation（TPPV）とは，気管切開した部位に気管カニューレを挿入して換気を行う方法です．一方，非侵襲的な陽圧換気 Non-invasive Positive Pressure Ventilation（NPPV）とは，気管挿管や気管切開を行わず，マスクなどを介して陽圧換気を行う換気補助様式のことをいいます．

近年は，気管挿管しないことのメリットから NPPV の適用範囲が広がっていますが，酸素療法の延長と認識されることも多く，安易な使用からインシデントやアクシデントを招いていることが報告されています．

- 日本呼吸療法医学会改訂版人工呼吸器ハンドブック 2019 Ⅰ. 総論
  http://square.umin.ac.jp/jrcm/pdf/jihatsukokyu2019_20200106.pdf
- 日本呼吸療法医学会（2014）：急性呼吸不全に対する非侵襲的陽圧換気システム安全使用のための指針. 人工呼吸 31, 209-224

- 廣瀬稔（2018）：人工呼吸器の原理と構造.「新 ME 早わかり Q & A」編集委員会：新 ME 早わかり Q & A　3.呼吸療法装置，南江堂：東京，33

ネーザルハイフロー Nasal High Flow（NHF）

鼻腔カニューレから高流量の酸素を吸入するシステムのこと. 特徴は，高濃度の酸素吸入を，従来のマスク（口鼻を覆う）ではなく，鼻カニューレで供給できる点にあります.

NHF の構造は，高濃度の酸素供給システムと加温加湿器で構成されており，鼻腔や喉の乾燥を防ぎながら高流量の酸素を供給することができます.

- 滝澤始（2018）：NPPV とネーザルハイフロー　明日から使うための必修メソッド. 文光堂，東京，11-12.

鎮静

鎮静とは，苦痛緩和を目的として患者の意識を低下させる薬物を投与すること，あるいは，薬物によって生じた意識の低下を意図的に維持することをいいます.

鎮静には，中止する時期を定めずに，意識の低下を継続して維持する「持続的鎮静」と，一定期間意識の低下をもたらした後に薬物を中止・減量して，意識の低下しない時間を確保する「間欠的鎮静」があります. また，言語的・非言語的コミュニケーションができない深い意識の低下をもたらす「深い鎮静」と，コミュニケーションができる程度の軽度の意識の低下をもたらす「浅い鎮静」に分類されます.

- 日本緩和医療学会　「苦痛緩和のための鎮静に関するガイドライン」
  https://www.jspm.ne.jp/guidelines/sedation/sedation01.pdf

高齢者虐待

「高齢者が他者からの不適切な扱いにより権利利益を侵害される状態や生命，健康，生活が損なわれるような状態に置かれること」と防ぐ目的で，2006 年に高齢者虐待防止法が施行されました.

高齢者に対する虐待には，養護者（高齢者の世話をしている家族，親族，同居人等）あるいは，要介護施設従事者等による，暴力的な行為（身体的虐待）だけではなく，暴言や無視，いやがらせ（心理的虐待），必要な介護サービスの利用をさせない，世話をしないなどの行為（介護・世話の放棄・放任）や，勝手に高齢者の資産を使ってしまうなどの行為（経済的虐待），性的ないやがらせなど（性的虐待）が含まれます.

- 厚生労働省「高齢者虐待防止の基本」　https://www.mhlw.go.jp/file/06-Seisakujouhou-12300000-Roukenkyoku/1.pdf

意思決定支援において重要な用語

医療倫理の 4 原則

倫理の原則は，さまざまな場面において，倫理的な問題を解決しようとするときの拠りどころであり，「行為や判断を導く決まり」として用いられます. 倫理の原則は，やるべき（あるいはやってはいけない）行為を主張し，ケアの際によく用いられる規則の正当性を明らかにするのに使われるものであり，すべてのヘルスケア実践にとって重要です.

医療倫理の4原則とは，自律の尊重，無危害，善行，公平とされています．

- 宮城昌子（2015）．医療倫理の四原則とその問題点．井部俊子監修：医療倫理学のABC，メヂカルフレンド社：東京，250-252.
- Beauchamp, T. L. & Childress, J. F.：Principles of Biomedical Ethics, 7th ed, Oxford University Press, 2012.
- サラ T. フライ，メガン・ジェーン・ジョンストン，片田範子，山本あい子訳（2004）：看護実践の倫理　倫理的意思決定のためのガイド．日本看護協会出版会．東京，28.

自律の尊重

「患者が自己の価値観や信念に基づいて考えをもち，選択し，行為する権利を認めること」という原則です．医療の場における自律とは，他人の価値観や指図に従わされることなく患者自身で決めることをいいます．この原則には2つの側面があり，1つは「患者が意思決定において他者からの支配的統御を受けないようにすること」，もう1つは「医療者は医療方針上の決定に必要な情報を開示し患者の自律的な意思決定を促進するよう支援すること」とされています．

- 宮城昌子（2015）．医療倫理の四原則とその問題点．井部俊子監修：医療倫理学のABC，メヂカルフレンド社：東京，251.

無危害

「他者（患者や家族）に対して危害となるような行動ならびに危害のリスクを負わせることを意図的に控えること」という原則です．何が害となるのかの判断は個々のケースによって異なりますが，痛みや苦しみを与えないこと，能力を奪わないこと，侵襲を与えないことなどとされています．

- 宮城昌子（2015）．医療倫理の四原則とその問題点．井部俊子監修：医療倫理学のABC，メヂカルフレンド社：東京，251-252.

善行

「他者の利益のために行為すること」という原則です．利益を与えるということのほかに，危害が及ぶのを防いだり，その行為が引き起こす可能性のあるよい面と悪い面を比較して考えることも含まれます．医療の場では，病気の治癒を目指す，身体的・心理的苦痛をできるだけ少なくする，経済的利益などが考えられます．

- 宮城昌子（2015）．医療倫理の四原則とその問題点．井部俊子監修：医療倫理学のABC，メヂカルフレンド社：東京，252.

公平・公正・正義

「社会的負担や利益は正義に従い適正に分配すること」という原則です．この原則は，誰か二人以上の人に限りある医療資源を配分する場面での問題であり，同じ状態の人はみな同量にヘルスケア資源を得ることができなければならないし，同じ状態でない人たちはそれぞれのニーズに沿って配慮されなければならないとしています．ヘルスケア資源をニーズに沿って公平な方法で配分することが公正であるとされています．

- 宮城昌子（2015）．医療倫理の四原則とその問題点．井部俊子監修：医療倫理学のABC，メヂカルフレンド社：東京，252.
- サラ T. フライ，メガン・ジェーン・ジョンストン，片田範子，山本あい子訳（2004）：看護実践の倫理　倫理的意思決定のためのガイド．日本看護協会出版会．東京，30.

尊厳

誰かの尊厳とは，誰かが自分自身の重要性についてもつ所感であり，自らに価値があると感じることであるとされています．誰かの尊厳を維持するとは，本人が自らに価値があると感じることができるようにすることであり，本人の主観的自己評価（自尊感情）が高くなるように支え，本人が自分のあり方を肯定できるように支援することです．

・日本老年医学会「ACP に関する提言」用語解説（2019）https://jpn-geriat-soc.or.jp/press_seminar/pdf/ACP_proposal.pdf

自然死と尊厳死

自然死とは，「寿命が尽きて死ぬこと．また，事故・殺害・自殺などの外因によらない死．老衰死．」．尊厳死とは，「不治で末期に至った患者が，本人の意思に基づいて，死期を単に引き延ばすためだけの延命措置を断わり，自然の経過のまま受け入れる死のこと」とされています．日本尊厳死協会では，本人の意思は健全な判断のもとでなされることが大切で，尊厳死は自己決定により受け入れた自然死と同じ意味との考えを示しています．日本では，尊厳死に関する法律は定められていません．

・新村出編（2017）：広辞苑 「自然死」．岩波書店，東京，1287.
・日本尊厳死協会ホームページ Q&A「尊厳死とは」 https://songenshi-kyokai.or.jp/qa

安楽死

安楽死は，行為の主体として他人が関与し，自分自身ではもはや実行することのできなくなった患者に，身体的侵害によって直接死をもたらすことをいいます．安楽死には，患者の命を終わらせる目的で「何かをすること」である「積極的安楽死」と，患者の命を終わらせる目的で「何か（治療）をしないこと」である「消極的安楽死」があります．

行為の主体は医師であり，患者の命を終わらせようとする意図や目的がある場合は安楽死，患者本人に延命治療拒否の意思があり，その意思を尊重し，患者の苦痛を取り除こうとする意図・目的のもとに延命治療を差し控え・中止する場合は「患者意思によって延命治療をしないこと」となり，安楽死とは異なるとされています．

・日本臨床倫理学会 安楽死と自殺幇助の違い http://square.umin.ac.jp/j-ethics/topic_2_5_4.htm
・箕岡真子，稲葉一人（2019）：ケースから学ぶ 高齢者ケアにおける介護倫理．第 2 版，医歯薬出版株式会社，東京，113-115.

自殺幇助

自殺幇助とは「自殺の意図をもつものに，有形・無形の便宜を提供することによって，その意図を実現させること」とされています．日本では，倫理的にも法的にも許容されていませんが，オランダや米国のオレゴン州などでは合法とされています．安楽死が，行為の主体として他人（医師）が関与するのに対して，自殺幇助は，処方された薬物や毒物あるいは，他の行為によって自分の命を絶つことであり，その時点で意思能力のある患者本人が関与します．

・日本臨床倫理学会 安楽死と自殺幇助の違い http://square.umin.ac.jp/j-ethics/topic_2_5_4.htm

意思決定支援

意思決定支援の本質は，公平な情報提供と価値観の明確化による「その人の意向」に関する関係者の合意と相互理解とされています．医学的・専門的判断だけではなく，その人の生き方を

反映した「人間として生きた物語られるいのち」にとって最善であり，生命の質，生活の質向上になるかという観点から考えることが大切です．

- 中山和弘（2016）：患者中心の意思決定とは：意思決定の方法論とディシジョンエイド．看護技術62（12），38-42.
- 長江弘子（2016）：意思決定支援を促進する人材育成．西川満則，長江弘子，横江由理子編：本人の意思を尊重する意思決定支援　事例で学ぶアドバンス・ケア・プランニング，南山堂，東京，33-38.

本人の意思と本人の意思の3本柱，本人にとっての最善

本人の意思とは，自らの価値観や大切にしていること，気がかり，目標，選好のことをいいます．本人の意思の3本柱とは，本人の意思を過去（事前の意思表示の有無，ライフレビューなど）・現在（今の気持ち）・未来（本人にとっての最善の利益）の3つの時間軸で捉える方法です．この時間軸が，意思決定支援の重要なポイントとなり，認知症などにより現在の意思表示能力が低下している場合であっても，本人の意思がどのようなものであるかを確認することができます．

本人の意思と家族の意向，医学的判断にずれが生じた場合には，本人にとっての最善の利益を次の7つの視点で検討することが有用とされています．①本人の意思，②医学的無益（治療効果が期待できない場合のこと．本人がいかに希望しても医療者は断ることができる．），③医学的有益（治療効果が高いなど本人のメリットが大きいと考えられること．丁寧に何度も説明し，患者が内容を理解した上で拒否した場合はその意思を尊重する．），④人生の物語，⑤家族の感情，⑥苦痛緩和，⑦制度や地域資源（環境）の制限の視点で整理することで，倫理的葛藤を見える化することができます．

- 長江弘子（2018）．アドバンス・ケア・プランニングにおける看護師の役割．長江弘子編：看護実践にいかすエンド・オブ・ライフケア，日本看護協会出版会，東京，94-95.
- 西川満則（2016）：―「本人の意思の3本柱」と「意思決定支援用紙」について―．西川満則，長江弘子，横江由理子編：本人の意思を尊重する意思決定支援　事例で学ぶアドバンス・ケア・プランニング，南山堂，東京，40-43.
- 日本エンドオブライフケア学会（2018）：エンドオブライフに向けた意思表明プロセスを支援する実践セミナー【ファーストレベル】講義資料

意思決定支援用紙

本人にとっての最善を探るために，本人の意思や医学的判断，家族の意向などを1枚の用紙に整理するツール．（http://www.nanzando.com/books/50061.php より入手可能）

- 西川満則（2016）：―「本人の意思の3本柱」と「意思決定支援用紙」について―．西川満則，長江弘子，横江由理子編：本人の意思を尊重する意思決定支援　事例で学ぶアドバンス・ケア・プランニング，南山堂，東京，40-43.

編者紹介

大城　京子　(株) Old-Rookie 快護相談所 和び咲び 副所長 介護支援専門員

2000 年愛知総合看護福祉専門学校卒. 介護老人保健施設やデイサービス管理者を経て, 2019 年より現職. 西川医師とともに地域, 介護現場へ向けた ACPiece 研修会を行っている. ACP ファシリテーター, ELC 協会認定ファシリテーター, iACP もしバナマイスター
主な著書：ACP 人生会議の始め方ガイド（日経 BP）

清水　直美　千葉市あんしんケアセンター磯辺（千葉市地域包括支援センター）主任介護支援専門員

1986 年東京電機大学卒業. 2005 年介護支援専門員資格取得. 千葉県新八千代病院居宅介護支援事業所を経て, 2011 年から現職.
所属学会：日本エンドオブライフケア学会, 日本生命倫理学会, 日本臨床倫理学会, 日本ケアマネジメント学会

瀬口雄一郎　ノッポさんのデイサービス／株式会社クレセント 代表取締役
（ノッポさん）

日本福祉大学社会福祉学部社会福祉学科を卒業後, 商社, 出版社を経て, ノッポさんのデイサービスを立ち上げ, 運営及び現場職員として活動中. 介護業界の魅力発信を目的に, 株式会社クレセントを起業し「介護情報誌クレセント」を発行. 2020 年「一般社団法人全国健康介護協会」を立ち上げ, 介護保険に頼らない社会の創造を目指している.

長江　弘子　東京女子医科大学看護学部老年看護学・エンドオブライフケア学 教授

聖路加看護大学大学院博士課程修了 看護学博士. 千葉大学大学院看護学研究科特任教授等を経て, 2015 年より現職.
所属学会：日本エンドオブライフケア学会副理事長, 日本在宅ケア学会理事など.
主な著書：看護実践にいかすエンド・オブ・ライフケア（日本看護協会出版会）

西川　満則　国立長寿医療研究センター緩和ケア診療部／エンドオブライフケアチーム 医師

1995 年島根医科大学卒. 愛知国際病院ホスピス, 名古屋大学呼吸器内科等を経て, 2000 年に国立長寿医療研究センター赴任, 2011 年より現職.
所属学会：日本 ACP 研究会理事, 日本エンドオブライフケア学会理事, 日本老年医学会倫理委員会「エンドオブライフに関する小委員会」委員として「ACP 推進に関する提言」や「新型コロナウイルス感染症（COVID 19）流行期において高齢者が最善の医療およびケアを受けるための日本老年医学会からの提言―ACP 実施のタイミングを考える―」の作成に参画.
主な著書：本人の意思を尊重する意思決定支援：事例で学ぶアドバンス・ケア・プランニング（南山堂）, ACP 人生会議の始め方ガイド（日経 BP）

横江由理子　いきいき在宅クリニック看護部長／東京医療保健大学特別講師／名古屋短期大学非常勤講師

愛知県立総合看護専門学校卒業, 1998 年に現国立長寿医療研究センターに就職. 2007 年呼吸療法認定士, 2011 年緩和ケア認定看護師. 2011 年エンドオブライフケアチームを立ち上げそのチームリーダーとなり, 癌患者のみならず, 認知症や虚弱高齢者, 慢性呼吸器疾患や心不全等の臓器障害, 神経難病などの患者の緩和ケアに取り組んだ. 2014 年より現職.

生活の場で行うアドバンス・ケア・プランニング
介護現場の事例で学ぶ意思決定支援

2020 年 11 月 1 日　1 版 1 刷　　　　　　　　　　　©2020

編　者
大城京子　　清水直美　　瀬口雄一郎　　長江弘子
おおしろきょうこ　しみずなおみ　せぐちゆういちろう　ながえひろこ
西川満則　　横江由理子
にしかわみつのり　よこえゆりこ

発行者
株式会社 南山堂　代表者 鈴木幹太
〒113-0034　東京都文京区湯島 4-1-11
TEL 代表 03-5689-7850　　www.nanzando.com

ISBN 978-4-525-50061-0　　　定価（本体 2,200 円＋税）

A5006110101-A